Thromboembolische Komplikationen bei onkologischen Patienten

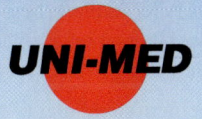

UNI-MED Verlag AG
Bremen - London - Boston

Die Deutsche Bibliothek - CIP-Einheitsaufnahme
Hiller, Erhard:
Thromboembolische Komplikationen bei onkologischen Patienten/Erhard Hiller.-
1. Aufl. - Bremen: UNI-MED, 2000
(UNI-MED SCIENCE)
ISBN 3-89599-481-2

© 2000   by UNI-MED Verlag AG, D-28323 Bremen,
International Medical Publishers (London, Boston)
Internet: www.uni-med.de, e-mail: info@uni-med.de
Printed in Germany

Das Werk ist urheberrechtlich geschützt. Alle dadurch begründeten Rechte, insbesondere des Nachdrucks, der Entnahme von Abbildungen, der Übersetzung sowie der Wiedergabe auf photomechanischem oder ähnlichem Weg bleiben, auch bei nur auszugsweiser Verwertung, vorbehalten.

Die Erkenntnisse der Medizin unterliegen einem ständigen Wandel durch Forschung und klinische Erfahrungen. Die Autoren dieses Werkes haben große Sorgfalt darauf verwendet, daß die gemachten Angaben dem derzeitigen Wissensstand entsprechen. Das entbindet den Benutzer aber nicht von der Verpflichtung, seine Diagnostik und Therapie in eigener Verantwortung zu bestimmen.

Geschützte Warennamen (Warenzeichen) werden nicht besonders kenntlich gemacht. Aus dem Fehlen eines solchen Hinweises kann also nicht geschlossen werden, daß es sich um einen freien Warennamen handele.

UNI-MED. Die beste Medizin.

In der Reihe UNI-MED SCIENCE werden aktuelle Forschungsergebnisse zur Diagnostik und Therapie wichtiger Erkrankungen "state of the art" dargestellt. Die Publikationen zeichnen sich durch höchste wissenschaftliche Kompetenz und anspruchsvolle Präsentation aus. Die Autoren sind Meinungsbildner auf ihren Fachgebieten.

Wir danken folgenden Mitgliedern unseres Ärztlichen Beirats für die engagierte Mitarbeit an diesem Buch: Meike Fitschen, Michael Noll-Hussong und Christiane Schöller.

Vorwort und Danksagung

Maligne Tumoren können das Hämostase- und Fibrinolysesystem "mißbrauchen", um sich für Wachstum und Metastasierung einen Vorteil zu verschaffen. Dieser "Mißbrauch" führt nicht nur zu einer Vielzahl von charakteristischen Veränderungen der Hämostase-Parameter, sondern auch zur Thrombophilie mit einem gegenüber Gesunden erhöhten Risiken für thromboembolische Komplikationen. Über die pathophysiologischen Grundlagen der erhöhten Thromboseneigung bei malignen Erkrankungen berichtet in diesem Band Frau Kemkes-Matthes aus Giessen. Wie bei allen Thromboembolien spielen hierbei die drei Faktoren der Virchow´schen Trias eine bedeutsame Rolle, darüber hinaus kommen jedoch bei Tumorpatienten charakteristische Mechanismen der Gerinnungsaktivierung, sowohl direkt von der Tumorzelle selbst, als auch indirekt im Rahmen der Abwehrreaktion des Wirtes auf den Tumor zum Tragen. Alle diese Veränderungen sind auch vom Gewebstyp, dem Wachstumsverhalten und der Ausdehnung des jeweiligen Tumors abhängig. Im nachfolgenden Kapitel diskutiert M. Pihusch aus München die meist vom Tumorstadium abhängigen Veränderungen wichtiger Hämostase-Parameter, die allerdings nur in seltenen Fällen eine Voraussage erlauben, ob nun der individuelle Patient durch bevorstehende Thromboembolien oder auch durch Blutungen bedroht ist. Die veno-okklusive Erkrankung der Leber gehört zu schwersten und selten therapierbaren Komplikationen der hämatopoetischen Stammzelltransplantation. C. Salat aus München beschreibt in seiner Übersicht die verschiedenen Definitionen, die auslösenden Ursachen, die pathophysiologischen Veränderungen und erste erfolgversprechende Therapiemaßnahmen dieser gefürchteten Komplikation, die so häufig zum Tode führt. Thromboseprophylaxe bei Patienten mit Portsystemen, ja oder nein bzw. Prävention oder Behandlung diskutieren und fragen F. Giesseler und Mitarb. in ihrer Übersicht zu diesem klinisch sehr relevanten Thema. Da die Portsysteme oft langfristig über Monate liegen, wäre eine entsprechend lange Prophylaxe nicht nur belastend, sondern auch teuer. Auf der anderen Seite erfordert ein thrombotischer Portverschluß einen nochmaligen, dann technisch noch schwierigeren operativen Eingriff, der ebenfalls belastend und teuer ist. Was ist der Standard? Diese Frage ist wahrscheinlich nur durch gute klinische Studien zu beantworten. Während keinerlei Zweifel bestehen, daß alle Tumorpatienten, die sich operativen Eingriffen unterziehen, Hochrisikopatienten sind und peri- und postoperativ mit Heparin prophylaktisch behandelt werden müssen, sind viele Situationen in der Onkologie noch unklar, d.h. es können derzeit noch keine klaren Empfehlungen zur Thromboseprophylaxe gegeben werden. E.Hiller aus München diskutiert in dem Kapitel Prophylaxe und Therapie von Thromboembolien bei Tumorpatienten die derzeitige Studien- und Datenlage zur Prophylaxe und gibt Empfehlungen, wann und wie Tumorpatienten nach durchgemachten thromboembolischen Komplikationen antikoaguliert werden können.

Die Übersicht endet schließlich mit einem Ausblick von R.Pihusch aus München zum Thema antitumoröse Effekte durch Beeinflussung der Gerinnung. Seit Jahrzehnten gab es immer wieder Versuche, dem "Mißbrauch" des Gerinnungssystems durch den Tumor durch Hämostase-Antagonisten, seien es Thrombozyten-Aggregationshemmer, orale Antikoagulantien oder Heparin entgegenzuwirken und das Tumorwachstum zu hemmen. Neben kleinen Erfolgen, z. B. beim kleinzelligen Bronchialkarzinom, gab es meist wenig überzeugende Ergebnisse. Neuere Befunde deuten an, daß möglicherweise die niedermolekularen Heparine tatsächlich einen gewissen antagonistisch wirksamen Einfluß auf Tumorwachstum und –Ausdehnung haben könnten.

Mit diesem Band zum Thema Tumor und Hämostase sollen Onkologen, aber auch Internisten und Chirurgen, die Tumorpatienten betreuen, angesprochen werden. Es soll Verständnis geweckt werden, warum und in welchem Ausmaß Tumorpatienten durch thromboembolische Komplikationen bedroht sind und wann und in welchem Ausmaß prophylaktische Maßnahmen indiziert sind und darüber hinaus, welche Besonderheiten der Antikoagulation bei Tumorpatienten zu beachten sind.

München, im April 2000   *Erhard Hiller*

Autoren

Prof. Dr. Frank Gieseler, Dr. Claus-Christoph Steffens, Prof. Dr. Hans-Dietrich Bruhn
I. Medizinische Klinik
Christian-Albrechts-Universität zu Kiel
Klinik für Allgemeine Innere Medizin
Schwerpunkt Hämatologie/Onkologie
Schittenhelmstr. 12
24105 Kiel
Kap. 4.

Prof. Dr. Erhard Hiller
Medizinische Klinik III
Klinikum Großhadern der Universität München
Marchioninistr. 15
81377 München
Kap. 5.

Priv.-Doz. Dr. Bettina Kemkes-Matthes
Zentrum für Innere Medizin
Medizinische Klinik IV
Schwerpunkt Hämatologie/Onkologie
Klinikstr. 36
35385 Giessen
Kap. 1.

Dr. Markus Pihusch
Medizinische Klinik III
Klinikum Großhadern der Universität München
Marchioninistr. 15
81377 München
Kap. 2.

Dr. Rudolf Pihusch
Medizinische Klinik III
Klinikum Großhadern der Universität München
Marchioninistr. 15
81377 München
Kap. 6.

Priv.-Doz. Dr. Christoph Salat
Medizinische Klinik III
Klinikum Großhadern der Universität München
Marchioninistr. 15
81377 München
Kap. 3..

Inhaltsverzeichnis

1. Pathophysiologische Grundlagen der erhöhten Thromboseneigung bei malignen Erkrankungen — 12

- 1.1. Einleitung — 12
- 1.2. Pathophysiologie der Thromboesentstehung bei Patienten mit malignen Erkrankungen — 12
- 1.2.1. "Allgemeine Thromboserisikofaktoren" bei Patienten mit malignen Erkrankungen — 12
- 1.2.2. Erhöhtes prokoagulatorisches Potential — 13
- 1.2.3. Gerinnungsaktivierung — 13
- 1.2.4. Endothelaktivierung — 14
- 1.2.5. Gerinnungsinhibitoren — 14
- 1.2.6. Fibrinolytisches System — 15
- 1.2.7. Thrombozyten — 15
- 1.3. Gerinnungsveränderungen und Metastasierung — 16
- 1.4. Tumortherapie assoziierte Thrombosen — 17
- 1.5. Häufigkeit thromboembolischer Komplikationen bei Patienten mit malignen Erkrankungen — 17
- 1.6. Häufigkeit maligner Erkrankungen bei Patienten mit Thrombosen und/oder Embolien — 18
- 1.7. "Tumor–Screening" beim Auftreten von Thrombosen/Lungenembolie berechtigt? — 18
- 1.8. Therapie thromboembolischer Komplikationen bei Patienten mit malignen Erkrankungen — 19
- 1.9. Lebensverlängernder Effekt bei Tumorpatienten durch gerinnungshemmende Therapie? — 20

2. Hämostaseparameter bei malignen Erkrankungen — 24

- 2.1. Einleitung — 24
- 2.2. Thrombozyten — 24
- 2.2.1. Thrombozytopenie — 24
- 2.2.2. Thrombozytose — 24
- 2.3. Disseminierte intravasale Koagulopathie — 25
- 2.4. Plasmatische Gerinnungsfaktoren — 25
- 2.5. Gerinnungsinhibitoren und Fibrinolyse — 26
- 2.6. Antiphospholipidsyndrom — 26
- 2.7. Zusammenfassung — 27

3. Die veno-okklusive Erkrankung (VOD) als Komplikation der hämatopoetischen Stammzelltransplantation — 30

- 3.1. Einführung — 30
- 3.2. Definition und Inzidenz der VOD — 30
- 3.3. Pathophysiologie — 31
- 3.4. Risikofaktoren für die Entstehung der VOD — 32
- 3.5. Klinische Charakteristika und Differentialdiagnose — 33

3.6.	Diagnosestellung – histologische, labortechnische und apparative Untersuchungen	33
3.7.	Prophylaxe der VOD	35
3.8.	Therapie	35

4. Thromboseprophylaxe bei Patienten mit Portsystemen - Behandlung oder Prävention? — 40

4.1.	Einleitung	40
4.2.	Eine verlängerte Applikationsdauer der Chemotherapie kann die Ansprechraten erhöhen	40
4.3.	Die Virchow'sche Trias thrombotischer Faktoren ist von besonderer Bedeutung für Tumorpatienten	40
4.4.	Thrombozytosen und Thrombosen sind häufige Phänomene bei malignen Erkrankungen	41
4.5.	Tumorpatienten haben multiple Risikofaktoren für die Entwicklung von Thrombosen	41
4.6.	Subklinische Veränderungen von Portsystemen sind wesentlich häufiger als klinisch apparente Komplikationen	42
4.7.	Katheterassoziierte Thromben können effektiv verhindert werden	43
4.8.	Zur Frage der klinischen Relevanz und einer sinnvollen Prophylaxe sind weitere Studien notwendig	43

5. Prophylaxe und Therapie von Thromboembolien bei Tumorpatienten — 48

5.1.	Einleitung	48
5.2.	Thromboseprophylaxe	48
5.2.1.	Operationen	48
5.2.2.	Chemo- und Hormontherapie	49
5.2.3.	Strahlentherapie	51
5.3.	Die Behandlung venöser Thromboembolien	51
5.3.1.	Tumorpatienten ohne erhöhtes Blutungsrisiko	51
5.3.2.	Tumorpatienten mit erhöhtem Blutungsrisiko	52
5.3.3.	Rezidivierende Thrombosen	54
5.4.	Fibrinolytische Therapie bei Tumorpatienten?	55

6. Ausblick: Antitumoröse Effekte durch Beeinflussung der Gerinnung — 58

6.1.	Metastasierung und Hämostase	58
6.2.	Primäre Hämostase und Tumorerkrankung	58
6.2.1.	Rolle der Blutplättchen	58
6.2.2.	Wirkung Thrombozyten-blockierender Medikamente	59
6.3.	Sekundäre Hämostase und Tumorerkrankung	59
6.3.1.	Rolle der Gerinnungskaskade	59
6.3.2.	Wirkung oraler Antikoagulantien	60
6.3.3.	Wirkung von Heparinen	60
6.4.	Fibrinolyse	61
6.4.1.	Rolle der Fibrinolyse bei der Tumorentwicklung	61
6.4.2.	Wirkung von Antifibrinolytika	61
6.5.	Ausblick	62

Index — 68

Pathophysiologische Grundlagen der erhöhten Thromboseneigung bei malignen Erkrankungen

1. Pathophysiologische Grundlagen der erhöhten Thromboseneigung bei malignen Erkrankungen

1.1. Einleitung

Das Wissen über Zusammenhänge zwischen Tumorerkrankung und Thromboseneigung ist nicht neu.

Armand Trousseau (1801 – 1867) war der erste, der Mitte des 19. Jahrhunderts über die Koinzidenz von Phlegmasia alba dolens und Tumoren, speziell dem Magenkarzinom, berichtete. Trousseau selbst verstarb an einem Magenkarzinom, welches er als ein solches diagnostizierte, nachdem zu seinen Magenbeschwerden eine Phlebitis der oberen linken Extremität hinzugekommen war.

Wright bestätigte 1952 die Trousseau´schen Beobachtungen und berichtete, daß thromboembolische Komplikationen häufig die erste klinische Manifestation maligner Erkrankungen seien.

Heute verstehen wir unter dem Ausdruck "Trousseau´sches Syndrom" allgemein das Auftreten thromboembolischer Komplikationen bei Patienten mit malignen Erkrankungen (Übersichten: Falanga 1998, Hach-Wunderle 1999, Hiller 1999, Kemkes-Matthes 1997, Rickles und Edwards 1983).

1.2. Pathophysiologie der Thromboesentstehung bei Patienten mit malignen Erkrankungen

Das "individuelle Thromboserisiko" des Tumorpatienten wird durch vielfältige Risikofaktoren bestimmt. Dabei spielen sowohl Art und Stadium der Grunderkrankung, aber auch "allgemeine Risikofaktoren" wie Immobilisation, Exsiccose und Therapiemaßnahmen eine Rolle.

Pathophysiologisch beruht die erhöhte Thromboseneigung des Tumorpatienten auf Veränderungen der Blutströmung, Erhöhung des prokoagulatorischen bei Verminderung des antikoagulatorischen Potentials, Aktivierung der Gerinnungskaskade, sowie weitreichenden – wenn zum Teil auch schwer interpretierbaren – Veränderungen des fibrinolytischen Systems.

Die komplexen Veränderungen der Blutgerinnung beim Tumorpatienten sind nicht nur (Mit) Ursache thromboembolischer Komplikationen, sondern können auch zu Tumorausbreitung und Metastasierung beitragen.

1.2.1. "Allgemeine Thromboserisikofaktoren" bei Patienten mit malignen Erkrankungen

Vielfältige Faktoren können beim Tumorpatienten das Thromboserisiko unabhängig von Veränderungen des Gerinnungssystems beeinflussen, dazu zählen:

- Immobilisation
- Exsiccose
- Herzinsuffizienz
- Polyglobulie
- Fibrinogenerhöhung
- Paraproteine
- Zentralvenöse Katheter
- Operation
- Kompression großer Venen
- Einwachsen von Tumoren ins Gefäß

Solch "allgemeine" Risikofaktoren begünstigen die Thromboseentstehung beim Tumorpatienten im wesentlichen durch **Veränderung der Strömungseigenschaften des Blutes**. So führt z.B. Immobilisation oder Operation zum Ausfall der Muskelpumpe und daraus resultierend zur *Stase* im Bereich der unteren Extremitäten. Varicosis oder Herzinsuffizienz – u.U. aufgetreten als Folge kardiotoxischer Chemotherapie – kann die venöse Stase weiter verstärken. Strömungsveränderungen können darüber hinaus durch Tumorkompression großer Venen von außen – z.B. durch große Lymphompakete im Bereich des Beckens – oder durch Einwachsen von Tumoren ins Gefäß verursacht werden. Zentrale Venenkatheter oder Portsysteme, auf die heute bei kaum einem Tumorpatienten mit intensiver Chemotherapie verzichtet werden kann, führen zu lokalen Strömungsveränderungen und darüber potentiell zu thromboembolischen Komplikationen.

Die Blutströmung wird ganz erheblich durch die Blutviskosität beeinflußt – erhöhte Blutviskosität kann zu erheblicher Strömungsbeeinträchtigung führen. Klassisch ist eine *Viskositätserhöhung* beim mangelhaft hydrierten Tumorpatienten im Finalstadium. Viskositätserhöhung beim Tumorpatienten wird jedoch nicht nur als Folge von Exsiccose, sondern auch bei erhöhten Zellzahlen, erhöhten Fibrinogenspiegeln oder beim Auftreten von Paraproteinen beobachtet. Erhöhte Zellzahlen sind typisch bei Patienten mit myeloproliferativen Erkrankungen, klassische Komplikationen sind mikrovaskuläre Thrombosen. Polyglobulie als Folge erhöhter Erythropoietin-Spiegel ist häufig bei Patienten mit Nierenzellkarzinom. Erhöhte Fibrinogenspiegel sind Ausdruck der allgemeinen Krankheitsaktivität und als Folge der IL-6 getriggerten hepatischen Akutphasenreaktion zu interpretieren. Bei Patienten mit Morbus Waldenström sind Paraproteine häufig Ursache von Sludgephänomenen und können zu Gefäßverschlüssen jeglicher Lokalisation führen.

1.2.2. Erhöhtes prokoagulatorisches Potential

Bei den meisten Tumorpatienten werden neben den geschilderten allgemeinen Thromboserisikofaktoren, die hauptsächlich zur Strömungsveränderung führen, veränderte Spiegel prokoagulatorisch aktiver Gerinnungsfaktoren beschrieben. Charakteristisch ist die Erhöhung von Fibrinogen, Faktor VIII:c und von Willebrand Faktor. Diese Veränderungen verursachen zwar nicht primär eine Gerinnungsaktivierung, tragen jedoch zur Vermehrung des gerinnbaren Potentials bei.

Darüber hinaus werden bei bestimmten Erkrankungen (z.B. Morbus Hodgkin, myeloproliferativen Erkrankungen) gehäuft hohe Thrombozytenzahlen bestimmt, die das Thromboserisiko weiter verstärken können.

Einzelne Patienten entwickeln im Verlauf ihres Tumorleidens Antiphospholipid-Antikörper, sogenannte Lupus Antikoagulantien, die schon per se ein hohes Thromboserisiko beinhalten.

1.2.3. Gerinnungsaktivierung

Neben der Erhöhung des gerinnbaren Potentials wird bei Tumorpatienten eine erhebliche Gerinnungsaktivierung nachgewiesen, die das Thromboserisiko weiter verstärkt. *Gerinnungsaktivierung* kann beim Tumorpatienten sowohl direkt durch die Tumorzelle selbst, als auch indirekt im Rahmen der Abwehrreaktion des Wirtes auf den Tumor nachgewiesen werden:

Viele Tumorzellen sind in der Lage, sogenannte "Cancer-Prokoagulantien" zu synthetisieren, die unabhängig vom Faktor VII/Tissue Factor Komplex Faktor X aktivieren können. Cancer Prokoagulantien sind Cystein-Proteasen, die in malignen Geweben, nicht jedoch in den entsprechenden benignen Geweben, nachgewiesen werden können.

Tumoren, die Cancer-Prokoagulantien synthetisieren, sind z.B.:

➤ Kolonkarzinom
➤ Mammakarzinom
➤ Bronchialkarzinom
➤ Nierenzellkarzinom
➤ Melanom

Darüber hinaus können viele Tumorzellen Tissue Factor produzieren, der zusätzlich zur Gerinnungsaktivierung beiträgt (☞ Abb. 1.1). Shigemori (1998) konnte zeigen, daß beim kolorektalen Karzinom Zusammenhänge zwischen Tumorstadium und der Expression von Tissue Factor bestehen: bei 88 % der Patienten mit metastasiertem Tumor wurden signifikant erhöhte Tissue Factor-Spiegel nachgewiesen.

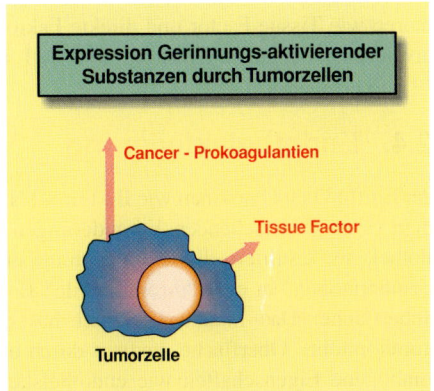

Abb. 1.1: Expression gerinnungsaktivierender Substanzen durch Tumorzellen.

Tumorzellen sind in der Lage, sowohl Tissue Factor als auch Cancer Prokoagulantien zu synthetisieren, die über direkte Aktivierung des Faktor X zum Anstoßen der Gerinnungskaskade führen.

Die *"indirekte" Gerinnungsaktivierung* beim Tumorpatienten läuft Cytokin-getriggert: Im Rahmen der Abwehrreaktion des Wirtes auf den Tumor kommt es zur Bildung von Antigen-Antikörper-Komplexen und zur Aktivierung von Monozyten. Diese wiederum sind in der Lage, Cytokine wie Interleukin 1 (IL-1) und Tumornekrosefaktor α (TNF α) zu exprimieren.

Heparansulfate und endotheleigene Prostacyclinsynthese. Unter Einfluß von Cytokinen, die im Rahmen der Tumorabwehr vermehrt exprimiert werden, hauptsächlich IL-1 und TNF α, resultiert eine Endothelaktivierung (vgl. Abb. 1.3) mit

➤ verstärkter Expression von Tissue Factor
➤ verstärkter Expression von Adhäsionsmolekülen
➤ verminderter Expression von Thrombomodulin
➤ vermehrter Expression von PAI (Plasminogen Aktivator Inhibitor)

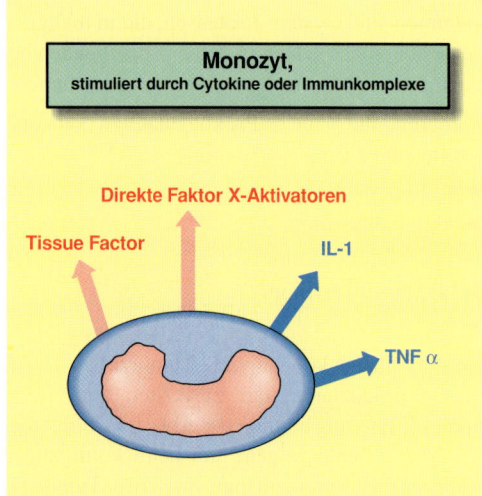

Abb. 1.2: Monozyt, stimuliert durch Cytokine oder Immunkomplexe.

Monozyten, die im Rahmen der allgemeinen Tumorabwehr durch Cytokine oder Immunkomplexe stimuliert werden, können sowohl Gerinnungsaktivatoren wie Tissue Factor und direkte Faktor X Aktivatoren, aber auch Cytokine wie IL-1 und TNF α exprimieren.

1.2.4. Endothelaktivierung

Unter Einfluß von Cytokinen wie IL-1 und TNF α kommt es zu weitreichenden Veränderungen am Endothel, es resultiert die Umwandlung einer "thrombophoben" in eine "thrombophile" Endotheloberfläche: Das intakte Endothel hat eine "thrombophobe" Oberfläche, bedingt durch antithrombogene Eigenschaften wie endothelständiges Thrombomodulin, lokale t-PA (tissue-Plasminogenaktivator)-abhängige Fibrinolyse,

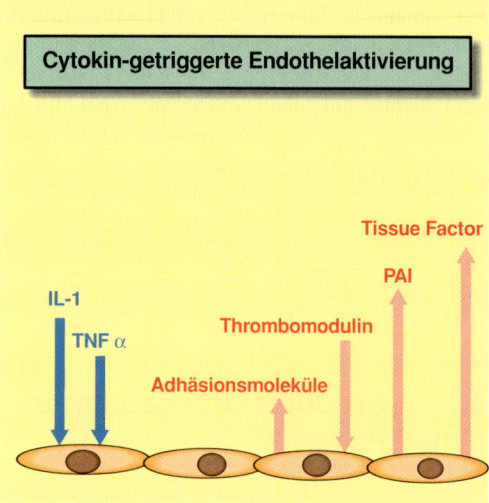

Abb. 1.3: Cytokin-getriggerte Endothelaktivierung.

Unter Einfluß der Cytokine IL-1 und TNF α kommt es zur Ausbildung einer thrombophilen Endotheloberfläche: Thrombomodulin wird herunterreguliert, PAI (Plasminogenaktivatorinhibitor), Tissue Factor und Adhäsionsmoleküle werden vermehrt exprimiert.

Diese "indirekte" Endothelaktivierung kann durch direkte Endothelreizung, wie z.B. Einwachsen des Tumors ins Gefäß, (zentrale) Venenkatheter oder toxische Infusionslösungen aggraviert werden.

1.2.5. Gerinnungsinhibitoren

Neben den beschriebenen komplexen Abläufen, die zur Gerinnungsaktivierung beitragen, können Veränderungen von Gerinnungsinhibitoren das Thromboserisiko des Tumorpatienten weiter verstärken.

Einer der wesentlichen Mechanismen ist in diesem Zusammenhang die Verminderung von freiem Protein S. Protein S liegt beim Gesunden zu 40 % in freier Form und zu 60 % gebunden an C4b-Bindungsprotein (C4b-BP) vor. Nur das freie Protein S wirkt als Kofaktor für Protein C und damit als Gerinnungsinhibitor. C4b-BP reagiert als Akutphasenprotein und steigt im Rahmen schwerer Erkrankungen wie Infektionen oder Tumorleiden an. Konsekutiv kommt es zur vermehrten Bindung von Protein S an C4b-BP, das freie Protein S fällt ab, eine verminderte Kofaktorfunktion für Protein C und damit eine verminderte Aktivität des Protein C-/Protein S-Systems resultiert (☞ Abb. 1.4; Kemkes-Matthes et al. 1992). Die Funktion des Protein C-Protein S-Systems wird weiter beeinträchtigt durch Herabregulation von Thrombomodulin im Rahmen der allgemeinen Endothelaktivierung (s.o.), was zu verminderter Protein C Aktivierung führt.

Verminderungen der Gerinnungsinhibitoren Antithrombin, Protein C und S werden auch unter cytostatischer Therapie beschrieben und mit für die Thromboseneigung unter Chemotherapie verantwortlich gemacht.

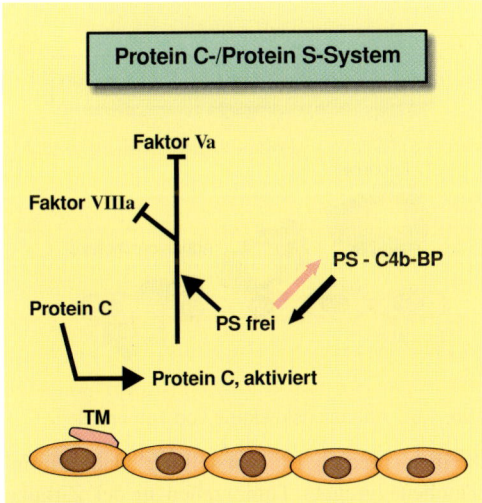

Abb. 1.4: Protein C-/Protein S-System.
Protein C wird am endothelständigen Thrombomodulin (TM) aktiviert. Aktiviertes Protein C hemmt die aktivierten Faktoren V und VIII. Protein S dient bei dieser Reaktion als Kofaktor.

1.2.6. Fibrinolytisches System

Veränderungen des fibrinolytischen Systems werden bei Tumorpatienten häufig beobachtet und betreffen im wesentlichen

▶ Erhöhung von PAI-1 (Plasminogenaktivatorinhibitor)
▶ Erhöhung von t-PA (tissue-Plasminogenaktivator) und/oder u-PA (urokinase-type Plasminogenaktivator)

Tumorzellen können sowohl PAI als auch u-PA und t-PA synthetisieren. u-PA bzw. pro-u-PA wird hauptsächlich von soliden Tumoren exprimiert und kann in der Umgebung von Tumorzellen nachgewiesen werden – die u-PA Aktivität ist unter anderem verantwortlich für das Invasionsvermögen von Tumoren und deren Möglichkeit, Bindegewebsbarrieren zu überwinden und trägt damit wesentlich zur Tumorausbreitung und Metastasierung bei. Darüber hinaus können Tumoren zu vielfältigen Störungen des fibrinolytischen Systems führen, die entweder in gestörter Fibrinolyse und damit Thromboseneigung münden, oder die zu Hyperfibrinolyse und damit zu Blutungskomplikationen führen. Letzteres ist typisch für Patienten mit Prostatakarzinom.

Erhöhte PAI-Spiegel werden mit für den thrombophilen Status von Tumorpatienten verantwortlich gemacht und darüber hinaus von einigen Gruppen als Marker für die Tumoraktivität des Einzelpatienten interpretiert.

1.2.7. Thrombozyten

Bei Patienten mit malignen Erkrankungen werden vermehrt aktivierte Thrombozyten in der Zirkulation nachgewiesen.

Thrombin, welches im Rahmen der Aktivierung der plasmatischen Gerinnungskaskade beim Tumorpatienten generiert wird, gilt als potentester Thrombozyten-Aktivator. Darüber hinaus sind Tumorzellen selbst oder auch Membranvesikel, die spontan von Tumorzellen abgespalten werden, in der Lage, Thrombozyten zu aktivieren. Tumorzellen können außerdem durch Sekretion proaggregatorischer Mediatoren wie Thrombin, Adenosin Diphosphat und einer Kathepsin B-ähnlichen Cystein Proteinase Thrombozyten aktivieren. Als Ausdruck der Thrombozyten-Aktivierung können beim Tumorpatienten erhöhte Spiegel von β-

Thromboglobulin und Plättchenfaktor 4 (PF 4) nachgewiesen werden (s. Abb. 1.5).

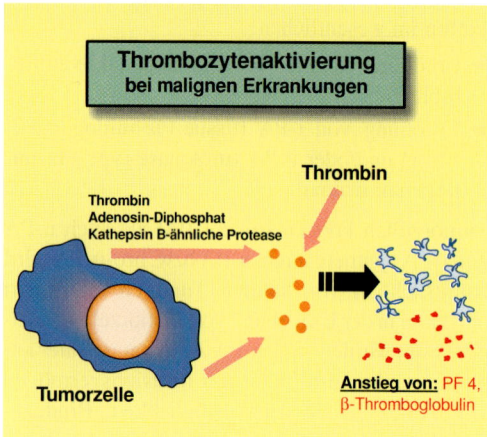

Abb. 1.5: Thrombozytenaktivierung bei malignen Erkrankungen.

> Durch die geschilderten komplexen Aktivierungsmechanismen und Interaktionen von plasmatischer Gerinnung, Thrombozyten, fibrinolytischem System, Endothel und Monozyten resultiert beim Tumorpatienten eine Vermehrung des pro- und Verminderung des antikoagulatorischen Potentials bei gleichzeitiger Hemmung des fibrinolytischen Systems. Ein "thrombophiler Status" resultiert.

Ausdruck dieses "thrombophilen Status" beim Tumorpatienten sind erhöhte Werte von Gerinnungsaktivierungsparametern wie Prothrombin Komplex F 1+2, Thrombin-Antithrombin-Komplexen, Fibrin- oder Fibrinogen-Abbauprodukten, D-Dimer, β-Thromboglobulin und PF 4.

1.3. Gerinnungsveränderungen und Metastasierung

Die vielfältigen Gerinnungsveränderungen bei Patienten mit malignen Erkrankungen induzieren einen vermehrten Anfall von Thrombin. Thrombin fungiert nicht nur als Schlüsselenzym der plasmatischen Gerinnungskaskade, indem es die Umwandlung von Fibrinogen in Fibrin katalysiert, sondern ist darüber hinaus der potenteste Thrombozytenaktivator und hat wesentlichen Einfluß auf die Expression von Adhäsionsmolekülen.

Unter Einfluß von Thrombin kommt es zur Thrombozyten-Degranulation, dabei werden Adhäsionsmoleküle, hauptsächlich P-Selectin, auf die Thrombozytenoberfläche transloziert.

Endothelzellen können sowohl mit Thrombin, aber auch mit IL-1, TNF α oder Lipopolysacchariden stimuliert werden. Dabei wird ebenfalls die Expression von P-Selectin, verzögert auch von E-Selectin, ICAM-1 und VCAM-1 auf der Endothelzell-Oberfläche ausgelöst.

Ähnliche Veränderungen laufen an der Tumorzelle selbst ab.

Die Expression der genannten Moleküle bewirkt, daß "Rolling" und Adhäsion von Tumorzellen an der Endotheloberfläche ermöglicht wird und es schließlich zur Migration durch die Endothel-Barriere kommt (vgl. Abb. 1.6). Der erste Schritt zur Metastasierung ist damit getan.

Für die Metastasierung spielen somit Adhäsionsmoleküle auf Thrombozyten, Endothelzellen und Tumorzellen eine maßgebliche Rolle. Die Metastasierung erfolgt überwiegend in solche Organe, in denen Adhäsionsmoleküle von Tumor- und Endothelzellen eine Interaktion ermöglichen.

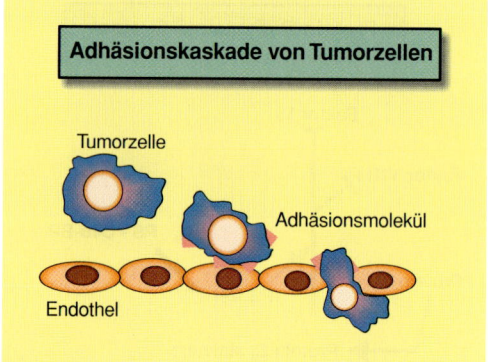

Abb. 1.6: Adhäsionskaskade von Tumorzellen.

Darüber hinaus ist vorstellbar, daß Fibrin-Plättchenaggregate Tumorzellen in der Zirkulation vor zellulären und humoralen Abwehrmechanismen des Wirtes schützen, und so die Adhäsion an der Gefäßwand und damit die Metastasierung erleichtern.

Die Ablagerung von Fibrin um einen Tumor garantiert außerdem ein stabiles Stroma für Tumorwachstum, einen Stimulus für Tumorangiogenese und eine Schutzbarriere gegen Host-Immunmechanismen und Chemotherapie.

1.4. Tumortherapie assoziierte Thrombosen

Nicht nur der Tumor selbst oder die Abwehrreaktion des Wirtes gegen den Tumor, sondern auch die Tumortherapie kann ein erhöhtes Thromboserisiko induzieren.

Das 2- bis 3-fach erhöhte *perioperative Thromboserisiko* bei Tumorpatienten ist allgemein bekannt. Ohne Thromboembolie-Prophylaxe wird die perioperative Inzidenz thromboembolischer Komplikationen mit bis zu 75 % angegeben.

Darüber hinaus gibt es Untersuchungen, die belegen, daß thromboembolische Komplikationen gehäuft unter *chemotherapeutischer Behandlung* auftreten. Am besten untersucht ist diesbezüglich das Mammakarzinom (Schmitt et al. 1999). Die Thromboseinzidenz wird bei Frauen mit Mammakarzinom im Stadium I oder II mit 2,1 %, im Stadium IV mit bis zu 17,6 % angegeben. Das Thromboserisiko ist offensichtlich am höchsten bei postmenopausalen Patientinnen mit metastasiertem Tumor unter Polychemotherapie. Bruhn und Zurborn zeigten 1998 thromboembolische Komplikationen unter Chemotherapie bei 24 % der Patienten mit Prostata- und 17 % der Patientinnen mit Mamma-Karzinom Stadium IV. Doch auch adjuvante Therapie mit Tamoxifen beinhaltet ein erhöhtes Thromboserisiko: Saphner zeigte bereits 1991, daß von über 2.000 untersuchten Patientinnen unter adjuvanter Tamoxifen-Therapie im Vergleich zu Patientinnen ohne Therapie (1,6 %) 5,2 % der Patientinnen Thrombosen erlitten.

Als Ursache für die durch Chemotherapie induzierte Thromboseneigung werden verminderte Antithrombin- und Protein C-Spiegel genannt. Darüber hinaus werden eine vermehrte Freisetzung von Tissue Factor aus Endothel und Monozyten, Downregulation von Thrombomodulin sowie eine verminderte fibrinolytische Kapazität beschrieben.

Auch Patienten mit liegendem *zentralvenösen Zugang* haben ein erhöhtes Risiko, thromboembolische Komplikationen zu erleiden. Klinisch relevante Thrombosen werden bei Langzeitkathetern oder Portsystemen in ca. 7 % der Fälle beobachtet.

Sonographisch nachweisbare Thrombosen sind allerdings erheblich häufiger – deCicco et al. fanden 1997 bei 2 % der Patienten mit zentralvenösem Zugang Katheter-assoziierte Thrombosen. Am häufigsten waren Thrombosen bei Zugang am proximalen Unterarm, am seltensten bei infraclaviculärer Port-Implantation (Berdel et al. 1993).

Unter Radiotherapie sind ebenfalls erhöhte Inzidenzen thromboembolischer Komplikationen beschrieben. In neueren Arbeiten war jedoch keine Gerinnungsaktivierung im Sinne erhöhter TAT-Komplexe, Prothrombin F 1+2 Spiegel oder D-Dimer Werte bei Patienten unter Radiotherapie nachweisbar. Es ist daher anzunehmen, daß die insbesondere unter Radiumtherapie häufig beobachteten thromboembolischen Komplikationen wahrscheinlich nicht direkt auf die Wirkung der Bestrahlung selbst, sondern auf die mit der Therapie verbundenen langen Liegezeiten zurückzuführen sind (Münstedt et al. 1996).

1.5. Häufigkeit thromboembolischer Komplikationen bei Patienten mit malignen Erkrankungen

Über die Häufigkeit thromboembolischer Komplikationen bei Patienten mit malignen Erkrankungen existieren unterschiedliche Daten, die zum Teil noch aus der "Vor-Heparin-Zeit" stammen: Die in vivo diagnostizierte Thromboseinzidenz beim Tumorpatienten wird mit maximal 15 % angegeben, wobei eine deutliche Abhängigkeit vom Tumortyp sowie vom Tumorstadium besteht. Die Tumoren, bei denen am häufigsten thromboembolische Komplikationen beobachtet werden, sind das Bronchial- und das Pankreaskarzinom, dicht gefolgt vom Kolonkarzinom.

Häufigkeit thromboembolischer Komplikationen bei Patienten mit (Rickles, 1983)	
Bronchialkarzinom	25 %
Pankreaskarzinom	17 %
Magenkarzinom	16 %
Kolonkarzinom	15 %
Prostatakarzinom	6 %

Völlig andere Ergebnisse zeigen post mortem Untersuchungen, bei denen in bis zu 50 % der Tumorpatienten Thrombosen gefunden wurden.

Die Diskrepanz zwischen den klinisch diagnostizierten und den post mortem gefundenen Thrombosen zeigt, wie häufig thromboembolische Komplikationen beim Tumorpatienten übersehen oder die entsprechenden Symptome falsch interpretiert werden. Dies hängt sicher u.a. damit zusammen, daß thromboembolische Komplikationen bei Patienten mit malignen Erkrankungen nicht selten an ungewöhnlichen Lokalisationen oder sogar unter bereits laufender, suffizient eingestellter oraler Antikoagulantienbehandlung auftreten.

Thromboseformen bei Patienten mit malignen Erkrankungen

- "klassische" Thromboseformen, wie tiefe Bein-, Becken- oder Armvenenthrombose, Lungenembolie
- Thrombophlebitis migrans/saltans
- Lebervenen-, Portal- oder Mesenterialvenenthrombosen
- arterielle digitale oder cerebrale mikrovaskuläre Thrombosen (typisch bei Patienten mit myeloproliferativen Syndromen)
- VOD (veno occlusive disease) der Leber (typisch im Rahmen der Hochdosis-Chemotherapie zur Vorbereitung der Knochenmarktransplantation)
- nichtbakterielle thrombotische Endokarditis

1.6. Häufigkeit maligner Erkrankungen bei Patienten mit Thrombosen und/oder Embolien

Es werden nicht nur gehäuft thromboembolische Komplikationen bei Patienten mit malignen Erkrankungen beobachtet, sondern bei Patienten, die primär wegen thromboembolischer Erkrankungen zur Behandlung kommen, werden auch gehäuft Tumorerkrankungen diagnostiziert (Monreal et al. 1991).

So zeigte Monreal 1997, daß bei 12 % der Patienten, die primär wegen "idiopathischer" tiefer Venenthrombose zur Behandlung kamen, zusätzlich eine maligne Erkrankung diagnostiziert werden konnte, bei Patienten mit "sekundärer" Thrombose dagegen nur in 2 %. Monreal konnte mit dieser Untersuchung Daten von Cornuz aus dem Jahr 1996 bestätigen, der bei Untersuchung von Patienten mit der Verdachts-Diagnose "tiefe Venenthrombose" herausfand, daß bei 11 % der Patienten, bei denen sich der Thrombose-Verdacht bestätigte, zusätzlich eine maligne Erkrankung vorlag, während Malignome lediglich bei 3 % der Patienten diagnostiziert wurden, bei denen die Verdachts-Diagnose "tiefe Venenthrombose" nicht bestätigt werden konnte.

Nachbeobachtungs-Studien nach thromboembolischer Erkrankung kamen zu unterschiedlichen Ergebnissen: Während Goldberg innerhalb einer Nachbeobachtungszeit von 5 Jahren nach Beinvenenthrombose eine ca. 3-fach erhöhte Malignominzidenz gegenüber Patienten, bei denen sich die Verdachtsdiagnose "Thrombose" nicht bestätigt hatte, fand, konnte Griffin 1987 nach einer Nachbeobachtungszeit von 3 Jahren nach Thrombose keine erhöhte Malignominzidenz nachweisen. Prins kam 1997 nach Analyse von 11 Studien zu dem Ergebnis, daß ohne extensives Screeningprogramm die Inzidenz neu diagnostizierter Malignome bei Patienten mit thromboembolischer Grunderkrankung zwischen 1,5 und 8,8 % lag. In 3 der 11 von Prins analysierten Studien wurden extensive Tumor-Screeningprogramme durchgeführt, die Malignominzidenz lag in diesen Studien zwischen 9,1 und 11,5 % der Thrombose-Patienten. Das höchste Tumor-Risiko bestand im ersten Jahr nach thromboembolischem Ereignis. Dieses Ergebnis wird durch Daten von Sorensen gestützt, der in der bisher größten publizierten Metaanalyse von über 26.000 Patienten zum Thema "Tumorrisiko bei tiefer Venenthrombose oder Lungenembolie" zeigen konnte, daß das Tumorrisiko im ersten Jahr – insbesondere in den ersten 6 Monaten – nach thromboembolischen Ereignis deutlich erhöht ist.

1.7. "Tumor–Screening" beim Auftreten von Thrombosen/Lungenembolie berechtigt?

Da im Rahmen der zitierten Studien zwar gehäuft Malignome bei Patienten mit thromboembolischen Komplikationen gefunden wurden, die diagnostizierten Tumoren jedoch praktisch die gesamte Bandbreite onkologischer Erkrankungen repräsentierten, stellt sich die Frage, ob ein "Tumor-

Screening" unter den gegebenen Bedingungen überhaupt durchführbar ist. Kalkuliert werden muß hierbei sowohl die Belastung des einzelnen Patienten, potentielle Nebenwirkungen diagnostischer Eingriffe und – soweit dies überhaupt möglich ist – der Kosten-Nutzen-Effekt. Barosi et al. haben 1997 hierzu eine ausführliche Literatur-Analyse des Nutzens von Screeninguntersuchungen zur Tumorsuche bei Patienten mit thromboembolischen Erkrankungen publiziert und dabei folgende Fragen gestellt:

▶ 1. Beeinflussen die Testergebnisse eines "Tumor-Screenings" die Lebenserwartung des Patienten?
▶ 2. Welche Kosten werden durch ein ausführliches "Tumor-Screening" verursacht?

Männer über 60 Jahre profitierten von einem Screening auf Kolon- und Prostatakarzinom (Lebensverlängerung ca. 60 bis 170 Tage), in geringerem Umfang auch von einem Screening hinsichtlich Blasenkarzinoms. Frauen über 50 Jahre profitierten (Lebensverlängerung von über 120 Tagen) vom Screening auf ein Mammakarzinom. Bei Frauen über 60 Jahren konnte durch Screeninguntersuchungen auf Kolon- und Endometriumkarzinom eine Lebensverlängerung von ca. 60 bis 140 Tagen erreicht werden.

Diese Untersuchungen belegen, daß ein Tumor-Screening insbesondere hinsichtlich der Tumoren sinnvoll ist, auf die – unabhängig vom Auftreten thromboembolischer Erkrankungen – im Rahmen jeder altersentsprechenden Tumor-Vorsorgeuntersuchung sowieso geachtet werden sollte. Der Kostenaufwand für ein intensiviertes Tumor-Screening belief sich auf 1.798 bis 6.979 US-Dollar pro gerettetes Lebensjahr.

Nach unserer Meinung sowie nach den Analysen von Prins 1997 und Sorensen 1998 kann anhand der vorliegenden Daten für Patienten mit thromboembolischer Erkrankung ein umfangreiches Tumor-Screening-Programm inclusive endoskopischer Untersuchung des Gastrointestinaltraktes und Abdomen-Computertomogramm nicht generell empfohlen werden.

> Vielmehr sollten **routinemäßig bei Patienten mit Thrombose oder Lungenembolie lediglich folgende Untersuchungen** durchgeführt werden:
> ▶ gründliche Anamnese
> ▶ komplette körperliche Untersuchung
> ▶ "Routine-Labor", bei Männern zusätzlich PSA-Bestimmung
> ▶ Röntgen Thorax
> ▶ Ultraschall Abdomen
> ▶ Hämoccult-Test

Falls sich aus diesen Basis-Untersuchungen ein auch nur diskreter Hinweis auf eine Tumorerkrankung ergibt, müssen spezielle Untersuchungen wie Computertomographie oder endoskopische Untersuchungen angeschlossen werden.

Insbesondere bei Patienten mit idiopathischer Thrombose sollte darüber hinaus darauf geachtet werden, daß die altersentsprechenden Tumor-Vorsorgeuntersuchungen durchgeführt werden.

1.8. Therapie thromboembolischer Komplikationen bei Patienten mit malignen Erkrankungen

Die Therapie der Phlebothrombose oder Lungenembolie unterscheidet sich beim Tumorpatienten nicht prinzipiell von der beim Nicht-Tumorpatienten. Die **Akutbehandlung** erfolgt üblicherweise mit Heparin. Hier ist zur Behandlung der Phlebothrombose dem *niedermolekularen Heparin* der Vorzug zu geben, da der Patient damit nicht immobilisiert ist, die Nebenwirkungsrate – insbesondere bzgl. HIT Typ II – niedriger liegt und darüber hinaus sogar eine Tumorwachstums-hemmende Wirkung diskutiert wird.

Fibrinolytische Therapien sind beim Tumorpatienten mit äußerster Zurückhaltung einzusetzen. Zum einen wird die Indikation zur fibrinolytischen Behandlung heute sowieso nur noch in Einzelfällen gestellt, da sich die Hoffnung, daß durch fibrinolytische Behandlung der Langzeitschaden des postthrombotischen Syndroms verhütet werden kann, nicht bestätigte. Zum anderen ist beim Tumorpatienten das Blutungsrisiko durch den Tumor selbst oder wegen therapeutischer Maßnahmen wie Operationen oder Chemotherapie mit konsekutiver Zytopenie deutlich erhöht.

Die **Langzeitbehandlung** nach thromboembolischer Komplikation kann mit *oralen Antikoagulantien* oder auch mit niedermolekularem Heparin erfolgen. Um den Patienten die täglichen Injektionen sowie die Osteoporose-Gefährdung bei Langzeitanwendung von Heparin zu ersparen, wird im allgemeinen der Therapie mit oralen Antikoagulantien der Vorzug gegeben. Zudem ist die Behandlung mit oralen Antikoagulantien im Vergleich zur Heparin-Therapie wesentlich kostengünstiger. Andererseits hat Heparin den Vorteil, daß die Dosierung – wenn z.B. durch Tumorprogression oder therapeutische Maßnahmen notwendig – schnell angepaßt werden kann. Nach einigen Autoren liegt ein weiterer Vorteil des Heparins darin, daß die Tissue Factor-induzierte Gerinnungsaktivierung beim Tumorpatienten nicht durch orale Antikoagulantien, jedoch durch Heparin blockiert werden kann. Dies könnte auch eine Erklärung für das gehäufte Auftreten thromboembolischer Komplikationen unter gut eingestellter oraler Antikoagulantientherapie beim Tumorpatienten sein.

Im allgemeinen muß die gerinnungshemmende Therapie beim Tumorpatienten nach thromboembolischer Komplikation solange durchgeführt werden, wie der Tumor aktiv ist. Das bedeutet für viele Patienten lebenslang.

1.9. Lebensverlängernder Effekt bei Tumorpatienten durch gerinnungshemmende Therapie?

Billroth beschrieb bereits 1878 Tumorzellen zusammen mit Gerinnseln in der Zirkulation. Er schloß daraus, daß der Komplex aus Tumorzellen und Blutgerinnseln eine Rolle bei der Metastasierung spielt.

Heute wissen wir, daß Gerinnungsaktivierung eine wichtige Rolle bei Tumorwachstum und -ausbreitung spielt. Es ist daher naheliegend zu hinterfragen, ob nicht Gerinnungshemmung zu vermindertem Tumorwachstum führen könnte. Erste Studien diesbezüglich wurden bereits in den 80er Jahren durchgeführt. Es konnte gezeigt werden, daß Warfarin bei Patienten mit Bronchialkarzinom einen lebensverlängernden Effekt hat. Neuere Studien weisen darauf hin, daß niedermolekulares Heparin das Tumorwachstum hemmt. Große klinische Studien zu dieser Fragestellung sind zur Zeit in Arbeit.

Literatur

G. Barosi, M. Marchetti, L. Dazzi, S. Quaglini: Testing for occult cancer in patients with idiopathic deep vein thrombosis – a decision analysis. Thromb. Haemost 1997;78:1319-1326

W.E. Berdel, K. Ridwelski, A. Korfel, M. Matthias, B.M. Harnoss, J. Boese-Landgraf, E. May, E. Thiel: A venous access mini-port implanted on the proximal forearm, on the distal upper arm or on the chest wall. Onkologie 1993;16;454-460

T. Billroth: Lectures on Surgical Pathology and Therapeutics. New Sydenham Society, 1878

H.D. Bruhn, K.H. Zurborn: Hämostasestörungen bei Malignomen. Hämostaseologie 1998;18:61-69

J. Cornuz, S.D. Pearson, M.A. Creager, F. Cook, L.Goldmann: Importance of findings on the initial evaluation for cancer in patients with symptomatic idiopathic deep venous thrombosis. Ann. Int. Med. 1996;125:785-793

M. de Cicco, M. Matovic, L. Balestreri, G. Panarello, D. Fantin, S. Morassut, V. Testa: Central venous thrombosis: an early and frequent complication in cancer patients bearing long-term silastic catheter. A prospective study. Thromb.Res. 1997;86(2):101-113

A. Falanga: Mechanisms of hypercoagulation in malignancy and during chemotherapy. Haemostasis 1998;28(3):50-60

R.J. Goldberg, M. Seneff, J.M. Gore, F.A. Anderson, H.L. Greene, B. Wheeler, J.E. Dalen: Occult malignant neoplasms in patients with deep venous thrombosis. Arch. Int. Med. 1987; 147: 251-253

M.R. Griffin, P.W. Stanson, M.L. Brown: Deep venous thrombosis and pulmonary embolism. Risk of subsequent malignant neoplasms. Arch. Int. Med. 1987;147:1907-1911

V. Hach-Wunderle, W. Hach: Das Trousseau-Syndrom. Gefäßchirurgie (1999) 4:50-54

E. Hiller: Thrombosegefahr für onkologische Patienten? Dtsch. Med. Wschr. 1999;124:511-513

B. Kemkes-Matthes: Thrombophilie bei malignen Erkrankungen. Hämostaseologie 1997;17:23-29

B. Kemkes-Matthes, T. Plusczyk, H.G. Lasch: Coagulation inhibitors in pulmonary cancer patients. Thromb.Res. 1992;65:85-94

M. Monreal, E. Lafoz, A. Casals, L. Inaraja, E. Montserrat, J. Ma Callejas, A. Martorelli: Occult cancer in patients with deep venous thrombosis: a systemic approach. Cancer 1991;67:541-545

M. Monreal, J. Fernandez-Llamazares, J. Perandreu, A. Urrutia, J.C. Sahuquillo, E. Contel: Occult cancer in patients with venous thromboembolism: which patients, which cancers. Thromb. Haemostas. 1997;78:1316-1318

K. Münstedt, B. Kemkes-Matthes, K.J. Matthes, H. Vahrson: Verhalten der Aktivierungsparameter der plasmatischen Gerinnung unter HRD-Afterloading-Therapie bei Patientinnen mit Endometriumkarzinom.Strahlentherapie und Onkologie 1996;1:39-42

M.H. Prins, R.J.K. Hettiarachi, A.W.A. Lensing, J. Hirsh: Newly diagnosed malignancy in patients with venous thromboembolism. Search or wait and see? Thromb. Haemost. 1997;78(1):121-125

F.R. Rickles, Edwards R.L.: Activation of blood coagulation in cancer: Trousseau´s syndrome revisited. Blood 1983;62(1):14-31

T. Saphner, D.C. Tormey, R. Gray: Venous and arterial thrombosis in patients who received adjuvant therapy for breast cancer. J. Clin. Oncol. 1991;9:286-294

M. Schmitt, W. Kuhn, N. Harbeck, H. Graeff: Thrombophilic state in breast cancer. Sem.Thromb.Hemost. 1999;25(2):157-166

C. Shigemori, H. Wada, K. Matsumoto, H. Shiku, S. Nekemura, H. Suzuki: Tissue Factor Expression and metastatic potential of colorectal cancer. Thromb.Haemost. 1998;80:894-898

H.T. Sorensen, L. Mellenkjaer, F.H. Steffensen, J.H. Olsen, G.L. Nielsen: The risk of a diagnosis of cancer after primary deep venous thrombosis or pulmonary embolism. N. Engl. J. Med. 1998;338:1169-1173.

I.S. Wright: The pathogenesis and treatment of thrombosis. Circulation 1952;5:161

Hämostaseparameter bei malignen Erkrankungen

2. Hämostaseparameter bei malignen Erkrankungen

2.1. Einleitung

Eine Reihe von klinischen, biochemischen und pharmakologischen Studien versucht den multifaktoriellen Zusammenhang zwischen erhöhter Inzidenz von thrombotischen und hämorrhagischen Komplikationen im Kontext maligner Erkrankungen pathophysiologisch aufzuklären. Routinelaboruntersuchungen von Hämostaseparametern bei diesen Patienten zeigen in bis zu 90 % der Fälle eine pathologische Laborkonstellation (1). Betroffen davon sind sowohl die Systeme der zellulären und der plasmatischen Hämostase als auch das Inhibitor- und das Fibrinolysesystem. Im folgenden werden einige für den klinischen Alltag wesentliche hämostaseologische Laborparameter und deren Veränderungen bei Patienten mit malignen Erkrankungen aufgeführt.

2.2. Thrombozyten

2.2.1. Thrombozytopenie

Neben der iatrogenen Thrombozytopenie durch eine intensivierte zytostatische oder radioonkologische Therapie mit konsekutiver Beeinträchtigung der Thrombozytopoese kommt es vor allem durch Infiltration oder Verdrängung des Knochenmarkes bei einem soliden Tumor, einer akuten Leukämie oder einem Lymphom zu einer Verminderung der Blutplättchenzahl. Bei Lymphomen sind Fälle von Thrombozytopenien auch durch das Auftreten einer idiopathischen thrombozytopenischen Purpura (ITP) - meist um den Zeitpunkt der Diagnosestellung - bekannt (2). Entwickelt sich aus einer chronischen lymphatischen Leukämie ein Richter-Syndrom, kommt es zu einer Verstärkung der Thrombozytopenie.

Selten werden thrombozytäre Autoantikörper im Rahmen einer ITP bei Mammakarzinompatientinnen beobachtet (3). Autoimmunogene Thrombozytopenien und Thrombozytopathien sind auch bei lymphoproliferativen Erkrankungen (4) und insbesondere beim multiplen Myelom (5) beschrieben. Zirkulierende monoklonale Proteine beeinträchtigen dabei zusätzlich die Funktion der Thrombozyten im Sinne einer erworbenen Thrombozytopathie, was klassische Thrombozytenfunktionstests ebenso wie immunzytometrische Untersuchungen belegen. Bei akuten Leukämien tritt zusätzlich zur Thrombozytopenie oftmals eine Verminderung der durch Thrombin, Epinephrin, ADP oder Kollagen induzierten Plättchenaggregation auf.

Vermutlich durch eine verminderte Produktion von Thrombopoietin aus dem Leberparenchym ist bei schweren Leberschäden durch Metastasierung oder Infiltration ebenfalls mit einer Verminderung der Blutplättchenzahl zu rechnen. Weiter kann eine Splenomegalie, ausgelöst durch eine Milzinfiltration im Rahmen verschiedener hämatoonkologischer Systemerkrankungen, durch eine Thrombozytensequestration zu einer Thrombozytopenie führen.

Über einen letztendlich noch unklaren Pathomechanismus kommt es in seltenen Fällen als Komplikation einer allogenen Knochenmarktransplantation zu einer Mikroangiopathie mit einer oft therapierefraktären Thrombozytopenie. Ein iatrogenes hämolytisch-urämisches Syndrom oder eine thrombotisch-thrombozytopenische Purpura mit schwerer Thrombozytopenie lassen sich dosisabhängig auch durch die Gabe von Mitomycin C bei der Mammakarzinom- und der Kolonkarzinomtherapie induzieren. Als weitere Ursache für eine medikamentös induzierte Thrombozytopenie kommt eine Reihe von Antibiotika in Betracht, die bei Tumorpatienten nicht selten wegen der infektiösen Komplikationen im Rahmen des oft bereits initial reduzierten zellulären Abwehrstatus und der zusätzlichen intensiven Chemotherapieschemata als Begleittherapie notwendig werden. Anzuführen sind dabei unter anderem Sulfonamide, Cephalosporine und Penicilline, die möglicherweise zusätzlich auch eine Thrombozytopathie auslösen können.

2.2.2. Thrombozytose

Eine Thrombozytose ist bei myeloproliferativen Systemerkrankungen, wie der Polycythaemia vera oder der essentiellen Thrombozythämie und bei einer Reihe solider Tumoren wie gastrointestinalen

Tumoren, Prostatakarzinomen oder Bronchialkarzinomen in bis zu 60 % der Patienten zu beobachten und deshalb oft wegweisend für die Diagnosestellung. Ursächlich hierfür kann die Freisetzung von IL-6 und Thrombopoietin aus dem Tumorgewebe angeführt werden (6). Milde Thrombozytosen gehören auch zum laborchemischen Bild einer chronischen myeloischen Leukämie (7). Bei 30 % dieser Patienten und bei bis zu 70 % der Patienten mit einer Polycythaemia vera treten jedoch klinisch signifikante Thrombozytendysfunktionen auf (8). Die erhöhte Zahl an Thrombozyten scheint dabei zu Lasten der Thrombozytenfunktion zu gehen, was beim Einsatz von Thrombozytenaggregationshemmern zu Blutungskomplikationen führen kann. Eine verlängerte in-vivo-Blutungszeit und eine verlängerte in-vitro-Blutungszeit im Plättchenfunktions-Analyser imponieren daher nicht selten bei diesem Patientengut. Somit folgt aus einer Thrombozytose durch Erkrankungen des myeloproliferativen Formenkreises – wie übrigens auch bei manchen soliden Tumoren – nicht immer konsequenterweise eine erhöhte Inzidenz an thromboembolischen Ereignissen. Unter einem Progress eines soliden Tumors kann die Plättchenzahl weiter steigen.

Ein Reboundeffekt nach chemoinduzierter Myelosuppression oder vorübergehender Zytokinapplikation treibt die Thrombozytenzahl nur passager in die Höhe.

2.3. Disseminierte intravasale Koagulopathie

Eine der bedrohlichen Komplikationen bei Patienten mit malignen Erkrankungen ist eine disseminierte intravasale Koagulopathie (DIC). Prostata-, Mamma-, Kolon-, Magen-, Bronchial-, Pankreas- und Ovarialkarzinome sowie die akute Promyelozytenleukämie, die akute myelomonozytäre Leukämie, die akute myeloblastische Leukämie und Lymphome sind in absteigender Reihenfolge als auslösende Malignome zu erwähnen (9). In bis zu 50 – 100 % der Fälle kommt es zu einer lokalen, im Tumor stattfindenden Gerinnungsaktivierung und auch zu einer chronischen Fibrinolyse (10), letzteres erkennbar an den nahezu stets erhöhten D-Dimeren bei diesen Patienten. Der hohe Gehalt an prokoagulatorischem Gewebsthromboplastin (Gewebsfaktor) in Lunge, Pankreas und Prostata kann unter besonderen Umständen bei Tumoren dieser Organsysteme eine entsprechende Kaskade auslösen. Paraneoplastische thrombotische oder hämorrhagische Ereignisse sind deshalb oft klinisch wegweisend und ein ungünstiger prognostischer Faktor (8). Bei der Mehrzahl dieser Tumoren im fortgeschrittenen Krankheitsstadium liegt eine kompensierte oder sogar überkompensierte chronische DIC vor, auffällig durch manchmal sogar pathologisch *hohe* Thrombozytenwerte. Diese chronische DIC kann jederzeit durch Induktionschemotherapie, Operation, Infektion, Sepsis oder Blutung dekompensieren und zu einer akuten DIC eskalieren. Typischerweise sind dann die Thrombozytenzahl erniedrigt, die Prothrombin-Zeit verlängert, die plasmatischen Faktoren, Fibrinogen und Antithrombin erniedrigt, sowie die aPTT und die Thrombin-Zeit verlängert, Fibrin- und Fibrinogenspaltprodukte – besonders die D-Dimere – und die Thrombin-Antithrombinkomplexe erhöht.

Die Applikation von Antithymozyten-Globulin, wie sie oft im Rahmen der Konditionierungsphase vor einer allogenen Knochenmarktransplantation durchgeführt wird, triggert durch einen endogenen Zytokinausstoß nicht selten ebenfalls eine DIC mit einer oft Tage andauernden schweren Thrombozytopenie, einer Erniedrigung der plasmatischen Gerinnungsfaktoren und von Antithrombin sowie einer Erhöhung der D-Dimere und der Fibrin- und Fibrinogenspaltprodukte. Gerinnungsveränderungen im Sinne einer Lebersynthesestörung sind als Nebenwirkung bei der Asparaginasetherapie einer akuten lymphatischen Leukämie durch eine Hemmung der Proteinsynthese bekannt. Dabei kann es zu einer Verlängerung der Prothrombin-Zeit und zu einer Erniedrigung von Fibrinogen und Antithrombin kommen.

2.4. Plasmatische Gerinnungsfaktoren

■ Erniedrigung

Eine Erniedrigung der Vitamin K-abhängigen plasmatischen Gerinnungsfaktoren II, VII, IX und X durch eine Synthesebeeinträchtigung der Leber, aber auch eine Reduzierung von Faktor V, VIII, XI, XII und XIII und Fibrinogen (8) bei ausgedehnter Infiltration oder Metastasierung des Leberparenchyms durch primäre Lebertumoren, solide extrahepatische Tumoren oder hämatoonkologische Systemerkrankungen ebenso wie durch eine Antibiotikatherapie können eine Hypokoagulabilität bei diesen Patienten bedingen. In den globalen Gerinnungstests wird dies auffällig durch eine verlängerte Prothrombin-Zeit.

Ein erworbenes von Willebrand-Jürgens-Syndrom mit Erniedrigung des von-Willebrand-Faktors (vWF) und des Faktors VIII ist beim Wilms-Tumor, bei Nierenzellkarzinomen, dem Morbus Waldenström, dem Multiplen Myelom, der chronischen lymphatischen Leukämie (11), der Haarzelleukämie, der chronischen myeloischen Leukämie, der Polycythaemia vera, der essentiellen Thrombozythämie, dem myelodysplastischen Syndrom (8) und der akuten Promyelozytenleukämie beschrieben (12).

■ Erhöhung

Ein erhöhter vWF gilt als ungünstiger Prognosefaktor bei Patienten mit Hirntumoren.

Eine Erhöhung der plasmatischen Gerinnungsfaktoren V, VIII, IX und XI sowie eine Hyperfibrinogenämie sind bei einer Reihe solider Tumoren bekannt. Faktor VIII und Fibrinogen reagieren insbesondere bei Patienten mit einem Bronchialkarzinom als Akute-Phase-Proteine und zeigen einen prothrombotischen Zustand an. Der Fibrinogenspiegel steigt bei Tumorprogreß weiter an und kann somit als Verlaufsparameter herangezogen werden. Bei diesen Patienten findet sich eine erhöhte Inzidenz von intravaskulären thrombotischen Ereignissen und von Fibrinablagerungen im Tumorbett (13).

2.5. Gerinnungsinhibitoren und Fibrinolyse

■ Gerinnungsinhibitoren

Mangelzustände von Gerinnungsinhibitoren wie Antithrombin, Protein C, Protein S und von Faktoren des Fibrinolysesystems wie Plasminogen (8) können bei schweren Leberparenchymschäden durch ausgedehnte Metastasierung solider Tumoren oder Infiltration durch hämatoonkologische Systemerkrankungen auftreten und somit eine Hyperkoagulabilität zur Folge haben (1). Chemotherapien beeinträchtigen die Funktion der hämostaseologischen Inhibition und Fibrinolyse zusätzlich. Patienten mit einem Bronchialkarzinom oder einem Mammakarzinom weisen zwar einerseits eine Erhöhung der Fibrinogenspiegel, des β-Thromboglobulins und des Plättchenfaktors 4, andererseits aber auch eine Steigerung der Spiegel von Fibrin- und Fibrinogenmonomeren, der D-Dimere und der Thrombin-Antithrombinkomplexe auf. Gewöhnlich bleiben die Patienten dadurch in einem hämostaseologischen Gleichgewicht zwischen Gerinnungsaktivierung und Fibrinolyse (14). Eine Imbalance durch Immobilisation, Infektion, Blutung, Chemotherapie oder Operation jedoch kann zu thrombotischen oder hämorrhagischen Komplikationen führen.

■ Fibrinolyse

Da das Fibrinolysesystem in der Tumorbiologie eine wesentliche Rolle bei der Invasion, der Metastasierung und der Angiogenese spielt (15), können neben einer erhöhten Expression von Faktoren des fibrinolytischen Systems auf Tumorzellen plasmatisch gelöste Faktoren bei einer Reihe von Malignomen als prognostische Faktoren herangezogen werden. So finden sich hohe Spiegel von Urokinase-Plasminogen-Aktivator bei Patienten mit Hirn-, Magen und Lebertumoren. Erhöhte Spiegel von Gewebe-Plasminogen-Aktivator bei Patienten mit einer akuten Promyelozytenleukämie sprechen für eine hohe Wahrscheinlichkeit dieser Patienten, eine DIC zu erleiden (16).

Plasminogen-Aktivator-Inhibitor 1 (PAI-1) reagiert als Akute-Phase-Protein unter dem Einfluß von Zytokinen bei einer Reihe solider Tumoren, wie zum Beispiel beim Pankreaskarzinom und triggert so einen prothrombotischen Zustand bei diesen Patienten. Ein Anstieg von PAI-1 gilt auch als Indikator für das Auftreten einer Lebervenenverschlußkrankheit (VOD), einer relativ häufigen und sehr schweren Komplikation einer allogenen Knochenmarktransplantation (17).

2.6. Antiphospholipidsyndrom

Eine Sonderform der hämostaseologischen Laborveränderungen bei malignen Erkrankungen stellt das erworbene Antiphospholipidsyndrom dar. Bei Auftreten eines thromboembolischen Ereignisses im Kontext eines Malignoms sollte deshalb darauf geachtet werden, ob nicht durch Vorliegen zumindest eines Laborkriteriums die Diagnose eines paraneoplastischen Antiphospholipidsyndroms gestellt werden darf. Zu achten ist auf eine möglicherweise verlängerte aPTT durch Lupusantikoagulantien, eine Thrombozytopenie, das Auftreten von anti-β2-Glykoprotein-I-Antikörpern oder von anti-Kardiolipin-Antikörpern. Bei bis zu 17 % der Tumorpatienten sind thrombotische Ereignisse mit dem Auftreten eines Antiphospholipidsyndroms verbunden (11).

2.7. Zusammenfassung

Die genannten hämostaseologischen Laborveränderungen bei Patienten mit malignen Erkrankungen sind Ausdruck eines multifaktoriellen Geschehens. Sie treten klinisch als Thrombosen, als kompensierte oder akute DIC und als Blutungen in Erscheinung, wenn unter bestimmten Bedingungen wie Immobilisation, Infektion, Tumorprogress, oder Chemotherapie die Balance zwischen Gerinnungs- und Fibrinolysesystem gestört ist. Durch die Komplexität und oftmals Gegenläufigkeit der Veränderungen bei ein und derselben klinischen Entität sind die verschiedenen laborchemischen Abnormalitäten als Risikofaktoren für thromboembolische oder hämorrhagische Ereignisse von nur bedingt prädiktivem Wert. Ist aber bereits eine Blutung oder ein thromboembolisches Ereignis eingetreten, sind vor allem die Parameter Thrombozytenzahl, D-Dimere, Fibrinogen und Antithrombin wichtig zur Steuerung der entsprechenden therapeutischen Maßnahmen.

Literatur

1. Gouin-Thibault I, Samama M M. Laboratory diagnosis of the thrombophilic state in cancer patients. Semin Thromb Hemost 1999; 25 (2): 167 – 172

2. Staszewski H. Hematological paraneoplastic syndromes. Semin Oncol 1997; 24 (3): 329 – 333

3. Porrata L F, Alberts S, Hook C, Hanson C A. Idiopathic thrombocytopenic purpura associated with breast cancer: a case report and review of the current literature. Am J Clin Oncol 1999; 22 (4): 411 – 413

4. Malik U, Dutcher J P, Oleksowicz L. Acquired Glanzmann's thrombasthenia associated with Hodgkin's lymphoma: a case report and review of the literature. Cancer 1998; 82 (9): 1764 – 1768

5. Dimopoulos M A, Papadimitrou C, Sakarellou N, Athanassiades P. Complications and supportive therapy of multiple myeloma. Baillieres Clin Haematol 1995; 8 (4): 845 – 852

6. Estrov Z, Talpaz M, Maligit G. Elevated plasma thrombopoietin activity in patients with cancer related thrombocytosis. Am J Med 1995; 98: 551 – 558

7. Spiers A S. Clinical manifestations of chronic granulocytic leukemia. Semin Oncol 1995; 22 (4): 380 – 395

8. Bick R L, Strauss J F, Frenkel E P. Thrombosis and hemorrhage in oncology patients. Hematol Oncol Clin North Am 1996; 10: 875 – 907

9. Bick R L, Arun B, Frenkel E P. Disseminated intravascular coagulation: Clinical and pathophysiological mechanisms and manifestations. 15th International Congress on Thrombosis, Antalya, Turkey, 1998

10. Colman R W, Rubin R N. Disseminated intravascular coagulation due to malignancy. Semin Oncol 17: 172 – 186

11. Goad K E, Gralnick H R. Coagulation disorders in cancer. Hematol Oncol Clin North Am 1996; 10 (2): 457 – 484

12. Federici A B, D'Amico E A. The role of von Willebrand factor in the hemostatic defect of acute promyelocytic leukemia. Leuk Lymphoma 1998; 31 (5 – 6): 491 – 499

13. Green K B, Silverstein R L. Hypercoagulability in cancer. Hematol Oncol Clin North Am 1996; 10 (2): 499 – 530

14. Mannuci P M. Markers of hypercoagulability in cancer patients. Haemostasis 1997; 27 Suppl. 1: 25 – 31

15. Schmitt M, Harbeck N, Thomssen C, Wilhelm O, Magdolen V, Reuning U, Ulm K, Hofler H, Janicke F, Graeff H. Clinical impact of the plasminogen activation system in tumor invasion and metastasis: prognostic relevance and target for therapy. Thromb Haemost 1997; 78 (1): 285 – 296

16. Bell W R. The fibrinolytic system in neoplasia. Semin Thromb Hemost 1996; 22 (6): 459 – 478

17. Salat C, Holler E, Kolb H J, Reinhardt B, Pihusch R, Wilmanns W, Hiller E. Plasminogen activator inhibitor-1 confirms the diagnosis of hepatic veno-occlusive disease in patients with hyperbilirubinemia after bone marrow transplantation. Blood 1997; 89 (6): 2184 – 2188

Die veno-okklusive Erkrankung (VOD) als Komplikation der hämatopoetischen Stammzelltransplantation

3. Die veno-okklusive Erkrankung (VOD) als Komplikation der hämatopoetischen Stammzelltransplantation

3.1. Einführung

Die veno-okklusive Erkrankung der Leber (veno-occlusive disease, VOD) wurde zum ersten Mal bei Patienten in Jamaika beschrieben, die nach dem Genuß von Kräutertees, die toxische Pyrrolizidinalkaloide enthielten, eine Leberfunktionsstörung entwickelten. Histopathologisch ließ sich eine Obstruktion der kleinsten, intrahepatischen Venolen nachweisen.

Heute wird die VOD überwiegend bei Patienten diagnostiziert, die sich aufgrund hämatoonkologischer Systemerkrankungen einer hochdosierten Radio-/Chemotherapie mit nachfolgender Stammzelltransplantation unterziehen müssen. Derzeit ist davon auszugehen, daß die Toxizität der myeloablativen Konditionierungsbehandlung sowie zusätzliche Risikofaktoren und weitere, sekundäre Ereignisse für das Auftreten der VOD verantwortlich zu machen sind. Für Patienten, die sich einer allogenen Transplantation unterziehen müssen, stellt die VOD nach Sepsis bzw. infektiösen pulmonalen Komplikationen und der Graft versus host-Erkrankung die drittwichtigste Todesursache dar.

Da zunehmend mehr Patienten mit hämatologischen, aber auch onkologischen Systemerkrankungen mit hochdosierter Chemotherapie und autologer oder allogener, hämatopoetischer Stammzelltransplantation behandelt werden, ist mit einem Anstieg dieser Komplikation in Zukunft zu rechnen. Andererseits könnte die Modifikation der Vorbehandlung vor allogener Stammzelltransplantation (Anwendung von Konditionierungsbehandlungen mit reduzierter Toxizität) dazu führen, daß die Inzidenz der VOD in dieser Untergruppe reduziert wird.

Wesentliche Ursachen Transplantations-assoziierter Mortalität
• Sepsis
• Pulmonale Infektionen
• Graft-versus-Host-Erkrankung
• Veno-okklusive Erkrankung der Leber

3.2. Definition und Inzidenz der VOD

Zwei Definitionen der VOD werden überwiegend verwendet: Die eine wurde von der Gruppe um McDonald in Seattle eingeführt, die andere von der Gruppe um Jones in Baltimore (1,2). Die erste Studie wurde 1984 retrospektiv von der Gruppe in Seattle durchgeführt und beschrieb eine Inzidenz der VOD von 22 %, wobei in 45 % dieser Patienten tödliche Verläufe beobachtet wurden. Die dabei verwendete Definition schloß 2 der 4 Kriterien "Hyperbilirubinämie über 1,6 mg/dl, schmerzhafte Hepatomegalie und Aszites oder Gewichtszunahme" bei einem Beginn dieser Symptome vor Tag 30 ein.

In einer neueren, prospektiven Analyse der gleichen Gruppe wurde die Definition modifiziert. Dabei wurden 2 der folgenden 3 Kriterien gefordert: Hyperbilirubinämie über 2 mg/dl, Hepatomegalie oder Schmerz im rechten Oberbauch, plötzliche Gewichtszunahme über 2 % des Ausgangsgewichts aufgrund einer Flüssigkeitsretention bis Tag 20 nach Transplantation (3). Unter Berücksichtigung dieser Kriterien wurde die Inzidenz der VOD mit 54 % beschrieben und die Mortalität vor Tag 100 belief sich auf 39 %.

In dieser Studie wurde eine weit verbreitete Klassifikation der Schweregrade der VOD eingeführt. Diese wurde als mild klassifiziert, wenn keine Medikation erforderlich war und es zu einer kompletten Rückbildung der Symptome kam. Dies war bei 12 % der Patienten der Fall. Von einer mäßiggradigen VOD, die bei 26 % der Patienten diagnostiziert wurde, wurde gesprochen, wenn zur Therapie eine

Natriumrestriktion, die Gabe von Diuretika und Analgetika erforderlich war und es zu einer kompletten Rückbildung der Symptome kam. Eine VOD wurde als schwerwiegend eingestuft, wenn sich die Symptome oder auffälligen Laborparameter nicht bis zu Tag 100 zurückgebildet hatten oder der Patient verstarb. Dies war bei 15 % der Patienten der Fall. Bis zum Tag 100 verstarben in der Untergruppe der Patienten mit milder VOD 9 %, bei moderater VOD 23 % und bei schwerer VOD 98 % der Patienten. Zu dieser Definition ist kritisch anzumerken, daß Patienten mit massiver klinischer Symptomatik oder ausgeprägter Hyperbilirubinämie, also einem im klinischen Blickwinkel schwerwiegenden Verlauf, als mäßiggradige VOD eingestuft werden, sofern es im weiteren Verlauf zu einer Rückbildung der Symptome kam. An einer Verbesserung im Sinn einer klinisch relevanten Klassifizierung, auch unter dem Aspekt der Gestaltung von Therapiestudien, wird derzeit gearbeitet.

In einer anderen, früheren Studie der Gruppe aus Baltimore (2) wurde die VOD folgendermaßen definiert: Hyperbilirubinämie > 2 mg/dl und mindestens 2 der folgenden 3 Kriterien: Hepatomegalie, Aszites oder Gewichtszunahme von mindestens 5 % des Ausgangsgewichts vor Tag 21. In dieser Studie wurde eine VOD-Rate von 22 % diagnostiziert, die Mortalitätsrate in dieser Gruppe lag bei 45 %. In einer vergleichenden Analyse der beiden Definitionen der Gruppe aus Seattle und Baltimore konnte Blostein zeigen (4), daß die Patienten an einer klinisch relevanten VOD erkrankt sind, die die Kriterien der Gruppe aus Baltimore erfüllen.

Eine wesentlich niedrigere Inzidenz wurde kürzlich in einer großen EBMT-Analyse von Carreras et al. publiziert, bei der die Daten von 1 652 Patienten erfaßt wurden (5). In dieser größten Analyse wurden für die Diagnose einer VOD mindestens 2 der folgenden Kriterien gefordert: Hyperbilirubinämie > 2 mg/dl, Aszites oder Gewichtszunahme über 5 % des Ausgangsgewichts und schmerzhafte Hepatomegalie vor Tag 21 nach Transplantation. Es wurde eine VOD-Rate von 8,9 % nach allogener und 3,1 % nach autologer Transplantation berichtet. Während in der EBMT-Studie nur 29 % der Patienten allogene Transplantate erhielten, wurde die große Mehrheit der Patienten in der Seattle-Analyse von allogenen Spendern transplantiert.

Wenn verschiedene Risikofaktoren berücksichtigt wurden, betrug die Inzidenz der VOD in der Analyse von Carreras bei allogen transplantierten Patienten mit einem Karnofsky-Index unter 90 %, die Hochdosis-Chemotherapie erhielten, 25 %. Damit wird die Rate der VOD vergleichbar zur Inzidenz, die von den Gruppen aus Seattle und Baltimore beschrieben wurden.

Diese Unterschiede in der VOD-Inzidenz zeigen, wie entscheidend für die Diagnose einer VOD es ist, welche Definition verwendet wird, ob ein autolog oder allogen transplantiertes Kollektiv betrachtet wird und welche Risikofaktoren bestehen.

Definition der VOD (nach 4)	
Seattle (Mc Donald)	Baltimore (Jones)
zwei der folgenden Kriterien: • Ikterus • Hepatomegalie/Oberbauchschmerz • Aszites/Gewichtszunahme	Ikterus *und* zwei der Kriterien: • Hepatomegalie • Aszites • Gewichtszunahme

3.3. Pathophysiologie

Die Pathophysiologie der VOD ist derzeit nur zum Teil geklärt. Es gibt substantielle Hinweise, daß die Endothelzellschädigung der erste Schritt in der Pathogenese der Erkrankung ist. Die Beobachtung, daß TNF α bei Patienten mit VOD erhöht ist (6-8), daß TNF α sowohl prokoagulatorische wie auch hypofibrinolytische Wirkungen hat (9) und daß Plasminogen-Aktivator-Inhibitor 1 (PAI-1), der wesentliche Inhibitor des fibrinolytischen Systems bei Patienten mit VOD, deutlich erhöht ist, führte zu einem pathogenetischen Modell, das von einer VOD-Entstehung in zwei Schritten ausgeht (10). Als initialer Schädigungsmechanismus wird eine Endothelzellschädigung durch die Konditionierungsbehandlung angenommen. Dieser Schädigung folgt ein zweiter Schritt, der in der Aktivierung von Kupffer-Zellen und Zytokinfreisetzung in der Leber besteht, die die Freisetzung von PAI-1 aus Endothelzellen und konsekutiver Hypofibrinolyse nach sich zieht. Dieser zweite Schritt könnte durch die Einschwemmung von gramnegativen Bakterien durch die geschädigte gastrointestinale

Mucosa mit konsekutiver Endotoxinämie hervorgerufen werden.

Als weiterer, pathogenetisch wichtiger Mechanismus könnte die Reduktion von Protein C angesehen werden, die in der Literatur mehrfach beschrieben wurde (11) und auch prospektiv an 200 allogen transplantierten Patienten, die sich zwischen 1/98 und 12/99 an unserem Zentrum einer Transplantation unterzogen, bestätigt wurden (unpublizierte Daten). Zum einen wirkt ein Mangel an Protein C, das die Gerinnungsfaktoren V und VIII inhibiert, prokoagulatorisch. Andererseits konnte nachgewiesen werden (12), daß Protein C auch immunmodulatorische Effekte ausübt. So konnte die durch Lipopolysaccharide und Interferon-γ induzierte Aktivierung von Monozyten und Alveolarmakrophagen, die zur Freisetzung von TNFa und zur Herunterregulierung von CD11 und CD14 führt, durch aktiviertes Protein C unterbunden werden.

Ein weiterer pathogenetischer Mechanismus könnte die Depletion von Glutathion sein, die durch Radiochemotherapie hervorgerufen werden und die Hepatozyten- und Endothelzellschädigungen fördern kann. Deleve et al. (13) konnten demonstrieren, daß Radiochemotherapie-induzierte Veränderungen der Glutathion-Spiegel zu einer erhöhten Vulnerabilität des Endothels führen können. Inwieweit auch Veränderungen der extrazellulären Matrix zu den endothelialen Veränderungen, Endothelzellschwellung und subendothelialen Veränderungen führen, wird derzeit intensiv untersucht.

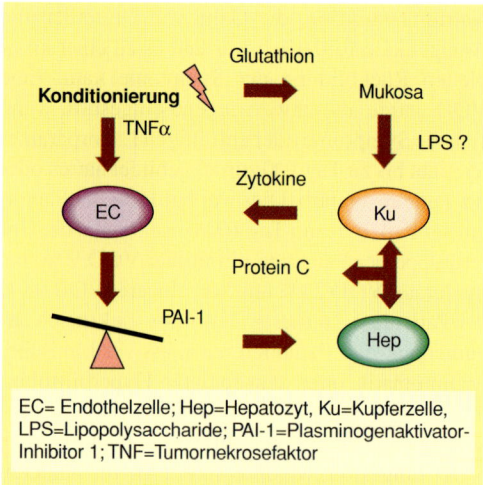

Abb. 3.1: Modell zur Pathogenese der VOD.

3.4. Risikofaktoren für die Entstehung der VOD

McDonald (3) beschrieb eine vorbestehende Erhöhung von Transaminasen, hochdosierte Chemotherapie und persistierendes Fieber während der Konditionierungsbehandlung als unabhängige Risikofaktoren einer schweren VOD. Amphotericin war mit einem erhöhten Risiko schwerer VOD assoziiert und Vancomycin wie auch Acyclovir mit einem erhöhten Risiko einer tödlich verlaufenden VOD. Jones (2) bestätigte eine vorbestehende Erhöhung der Aspartataminotransferase (AST) als Risikofaktor nach multivariater Analyse, während das Konditionierungsregime und die Art der Transplantation in dieser Analyse die VOD-Inzidenz nicht beeinflußten.

Hägglund (14) identifizierte eine Norethisteron-Behandlung, Erhöhung der Bilirubinwerte über 26 µmol/l (entspricht 1,6 mg/dl) vor Transplantation, ein HLA-mismatch, eine vorbestehende, abdominelle Bestrahlung sowie eine Konditionierungsbehandlung mit Busulfan in einer multivariaten Analyse als Risikofaktoren für VOD.

In der erwähnten, großen EBMT-Untersuchung von Carreras et al. (5) wurden ebenfalls erhöhte AST-Spiegel vor der Transplantation, eine allogene Transplantation, hochdosierte, zytoreduktive Behandlung, ein Karnofsky-Index unter 90 % und eine vorher durchgeführte, abdominelle Bestrahlung als unabhängige Risikofaktoren für das Auftreten einer VOD identifiziert. In dieser Analyse fand sich bei 8 % der Patienten eine milde VOD, bei 64,4 % eine moderate Verlaufsform und bei 27,6 % ein schwerwiegender Verlauf.

Ob Patienten mit vorbestehender Hepatitis ein erhöhtes Risiko haben, eine VOD zu entwickeln, wird kontrovers diskutiert.

Um den Verlauf der VOD nach Konditionierung voraussagen zu können, entwickelten Bearman et al. (15) ein Berechnungsmodell, das hochspezifisch und mäßig sensitiv ist. Leider ist dieses Modell zur Risikoberechnung in der Zwischenzeit nur noch selten verwendbar, da es relativ wenige Konditionierungsregime, die auch zunehmend seltener genutzt werden, zugrunde legt.

VOD - Risikofaktoren (nach 3,5,14)
• Transaminasenerhöhung
• Hochdosierte Konditionierung
• Vancomycin während der Konditionierung
• Aciclovir vor der Transplantation
• Bestrahlung des Abdomens
• Niedriger Karnofsky-Index
• Norethisteronbehandlung
• Mismatch-/Fremdspendertransplantation
• Busulfan-haltige Konditionierung

3.5. Klinische Charakteristika und Differentialdiagnose

In einer größeren Analyse wurden die plötzliche Gewichtszunahme und Hepatomegalie als frühe Zeichen, die bereits um den Tag 0 in Erscheinung treten, identifiziert. Spätere Zeichen waren Hyperbilirubinämie (median Tag 6), periphere Ödeme (median Tag 7) sowie Aszites (median Tag 12). Allerdings bestehen erhebliche interindividuelle Schwankungen dieser klinischen Symptome. Obwohl die VOD eine Komplikation der frühen Posttransplantationsphase ist, kann sie sich auch zu späteren Zeitpunkten manifestieren.

Klinische Zeichen VOD
• Bilirubinanstieg
• Hepatomegalie
• Schmerz im rechten Oberbauch
• Aszites
• unerklärte Gewichtszunahme

Differentialdiagnostisch sind einerseits toxische Leberschädigungen abzugrenzen. Diese werden zumeist durch das Konditionierungsregime, Cyclosporin, Antibiotika, Methotrexat oder andere Medikamente in der Frühphase nach Transplantation hervorgerufen. Andererseits ist die Graft-versus-host-Erkrankung der Leber differentialdiagnostisch abzugrenzen. Diese ist selten mit Aszites vergesellschaftet. In der Mehrzahl der Fälle einer Graft-versus-host-Erkrankung (GvHD) der Leber tritt diese später als die VOD in Erscheinung und ist häufig auch mit Haut- oder auch Darmsymptomen verbunden. Allerdings besteht eine deutliche Überlappung zwischen VOD- und GvHD-Symptomen und beide Komplikationen können auch parallel beim gleichen Patienten auftreten.

Weiterhin ist differentialdiagnostisch an Pilzinfektionen zu denken oder eine Cholangitis im Verlauf einer Sepsis abzugrenzen. Auch virale Infekte können ähnliche Symptome verursachen (z.B. EBV, Parvo B19, CMV). Eine Leberschädigung als Folge einer Hepatitis B und C wird wesentlich durch ein funktionierendes Immunsystem vermittelt und daher in der Frühphase nach Transplantation seltener beobachtet.

Weitere Erkrankungen, die zu Symptomen führen können, die einer VOD ähneln, sind kardiale, renale und Pankreaserkrankungen.

Differentialdiagnose der VOD
• Toxische Schädigung
• Graft-versus-Host-Erkrankung
• Infektiöse Komplikationen
• Kardiale, renale, Pankreaserkrankungen

3.6. Diagnosestellung – histologische, labortechnische und apparative Untersuchungen

■ Histologie

Klinische Zeichen sind nicht ausreichend, um die Diagnose einer VOD adäquat zu sichern. Histologische Charakteristika sind von Shulman (16) berichtet worden. Die schwere VOD ist typischerweise mit der Okklusion von kleinsten, zentralen Lebervenen verbunden, mit Hepatozytennekrosen, Fibrosierung der Sinusoide und ekzentrischer Verengung der Lumina sowie Phlebosklerose. Auch die Ablagerung von Fibrin(ogen) und von

von Willebrand-Faktor sowie in den späteren Stadien fibröse Gefäßobliteration wurden bereits früher von der gleichen Gruppe beschrieben (17). Es ist in diesem Zusammenhang festzustellen, daß für die Diagnose einer VOD kein thrombotischer Verschluß der Lebervenolen erforderlich ist. Einerseits können sich die Veränderungen auf die Endothelzellen (z.B. Ballonierung von Endothelzellen) beschränken, andererseits findet sich bei der VOD typischerweise eine subintimale Proliferation.

VOD - Histologische Veränderungen (nach 16)
• Okklusion der Venolen/Sinusoide
• Ekzentrische Verengung des Lumens
• Hepatozytennekrose
• Fibrosierung der Sinusoide
• Phlebosklerose

■ Biopsie

Der Goldstandard zur Diagnosestellung einer VOD ist die Biopsie. Da die VOD eine Komplikation der frühen Posttransplantationsphase ist, leiden die Patienten häufig an schwerer Thrombozytopenie und beeinträchtigter Gerinnung. Daher verbietet sich aufgrund des großen Blutungsrisikos eine perkutane Biopsie in der Mehrzahl der Fälle. Andererseits steht mit der Methode der transjugulären Leberbiopsie, bei der über einen transjugulären (oder transfemoralen) Katheter eine Biopsiezange über die Vena jugularis via rechten Vorhof in die Lebervenen vorgeführt wird, ein modernes und in der Hand des erfahrenen Untersuchers sicheres Entnahmeverfahren zur Verfügung.

■ Sonographie

Weitere diagnostische Verfahren können den Verdacht auf das Vorliegen einer VOD erhärten. Verschiedene Untersuchungen zum Stellenwert der Sonographie in der Diagnostik der VOD wurden publiziert. Kriterien in der konventionellen Sonographie bzw. im Dopplerultraschall, die für das Vorliegen einer VOD sprechen, sind

- Hepatosplenomegalie
- Verdickung der Gallenblasenwand
- Aszites
- Rekanalisation der Vena umbilicalis sowie Modulation des intrahepatischen Gefäßdurchmessers
- verschiedene Flußcharakteristika

Dabei wurde eine Sensitivität und Spezifität von ca. 85 % beschrieben (18).

Als hochspezifischer Parameter zur Diagnosestellung der VOD wurde ein Anstieg des Verschlußdruckes in der Vena hepatica (über 9 mm Hg) beschrieben (19).

■ Laborparameter

Verschiedene Laborparameter können die Verdachtsdiagnose einer VOD stützen. Protein C ist bei den meisten symptomatischen Patienten vermindert (11). Allerdings ist es unklar, ob die niedrigen Protein C-Spiegel eine Ursache oder Folge der VOD sind. Deutlich erniedrigte Protein C-Spiegel finden sich auch bei Patienten mit hepatischer GvHD oder anderen Ursachen einer Hyperbilirubinämie, auch wenn die ausgeprägtesten Erniedrigungen bei Transplantierten mit VOD nachzuweisen sind (eigene noch unpublizierte Daten).

Hohe Plasminogen-Aktivator-Inhibitor 1 (PAI-1)-Spiegel wurden als sehr spezifischer und sensitiver Laborparameter für die Diagnosestellung einer VOD ermittelt, während Patienten mit Graft-versus-host-Erkrankung und anderen Ursachen einer Hyperbilirubinämie nur niedrig erhöhte oder im Normbereich liegende Spiegel aufwiesen (10). Diese Ergebnisse wurden auch in einer prospektiven Untersuchung an einem Kollektiv von 200 Patienten, die in den letzten zwei Jahren an unserem Zentrum allogen transplantiert wurden, bestätigt (unpublizierte Daten).

Auch ein erhöhter Spiegel an Prokollagen-III-Peptid wurde an zwei pädiatrischen Patientenkollektiven als Parameter zur Diagnosestellung der VOD beschrieben. Eine deutliche Erhöhung von Prokollagen-III-Peptid konnte auch bei erwachsenen Patienten gezeigt werden. Der differentialdiagnostische Wert bei Erwachsenen wird derzeit evaluiert (20-22).

Als weitere Laborparameter, die sinnvollerweise im Rahmen von Studien weiter untersucht werden müssen und bisher nur an kleinen Patientenkollektiven untersucht wurden, sind u.a. Antithrombin, Protein S, von Willebrand-Faktor, Faktor VII, Fibrinogen, D-Dimer, Thrombomodulin, Tissue-

Faktor, TIMP 1, Tenascin sowie Pseudocholinesterase (PChE) zu nennen (23).

Ein typisches, weiteres Laborphänomen bei Patienten mit VOD ist ein hoher Bedarf an Thrombozyten-Transfusionen und eine persistierende Thrombozytopenie nach Engraftment bzw. eine erneute Thrombozytopenie nach bereits erfolgter Rekonstitution. Die Pathophysiologie ist bisher nicht geklärt, aber die Thrombozytopenie ist nicht auf einen verminderten Thrombopoetin-Spiegel zurückzuführen (24).

3.7. Prophylaxe der VOD

Für die Prophylaxe der VOD bestehen keine einheitlichen Empfehlungen. Unfraktioniertes oder niedermolekulares Heparin werden in manchen Zentren eingesetzt. Attal et al. (25) zeigte in einer randomisierten Studie mit 161 Patienten eine signifikante Reduktion der VOD-Rate in der Gruppe, die mit unfraktioniertem Heparin behandelt wurde (2,5 versus 13,7 %, p < 0,01). Allerdings enthielt die Studie nur eine kleine Gruppe von Patienten (11 %), bei denen ein hohes Risiko für das Auftreten einer VOD bestand. In der EBMT-Untersuchung (5) und anderen, größeren Untersuchungen konnte die Verwendung von Heparin bei Patienten mit oder ohne Risikofaktoren die Inzidenz oder Mortalität der VOD nicht beeinflussen.

Größere, randomisierte Studien mit genau definierten Einflußkriterien sind dringend erforderlich, um die Rolle von Heparin bei der Prophylaxe der VOD genauer zu untersuchen. Eine multizentrische, internationale Studie, bei der niedermolekulares Heparin untersucht wird, ist derzeit aktiviert.

Prostaglandin E_1 und Ursodesoxycholsäure wurden teilweise als effektives Prophylaktikum der VOD in kleineren Studien beschrieben. Allerdings konnte in einer größeren Studie der EBMT kein Vorteil durch Ursodesoxycholsäure nachgewiesen werden (26).

Pentoxyphyllin, das TNFa inhibiert, zeigte positive Effekte in kleineren, nicht randomisierten Studien. Diese konnten jedoch in randomisierten Studien nicht bestätigt werden (Übersicht bei 27).

3.8. Therapie

Die thrombolytische Therapie mit rekombinantem Gewebeplasminogen-Aktivator (rtPA) wurde in einzelnen Patienten und kleinen Untersuchungen (28), z.T. in Kombination mit Antithrombin (29) oder bei gleichzeitig bestehendem capillary leak syndrom in Verbindung mit C1-Esterase-Inhibitor-Konzentrat (30) erfolgreich eingesetzt.

Während es durch Verwendung des Thrombolytikums rtPA bei manchen Patienten zu einer schnellen Rückbildung der Symptome kam, wurden schwere Blutungskomplikationen bei anderen Patienten berichtet. Die Analyse von 42 Patienten, die in Seattle mit Thrombolyse behandelt wurden, ergab jedoch enttäuschende Ergebnisse (31). Die Symptome besserten sich bei 29 % der Patienten, aber schwere Blutungsepisoden wurden bei anderen 10 Patienten beobachtet. Bei den Patienten, die mechanisch beatmet werden mußten oder dialysepflichtig waren, war durch thrombolytische Therapie kein Ansprechen zu erreichen. Es ist daher zu folgern, daß Patienten, die sich im Multiorganversagen befinden, nicht von einer Thrombolyse-Therapie profitieren.

In ausgewählten Fällen konnten Besserungen durch Shunt-Techniken, wie die Einführung eines transjugulären, intrahepatischen, portosystemischen Shunts (TIPS) erreicht werden und in einigen Fällen wurden, zum Teil erfolgreich, Lebertransplantationen durchgeführt (Übersicht bei 23). Allerdings können all diese Therapieverfahren nicht als Standard-Therapie betrachtet werden.

Kürzliche berichteten Richardson et al. (32) ihre Erfahrung mit Defibrotide, einem Polydeoxyribonucleotid, das u.a. tPA und Thrombomodulin erhöht und die PAI-1-Expression in Endothelzellen vermindert. Defibrotide wirkt weiterhin als Adenosin-Rezeptor-Agonist mit Affinität zu den Rezeptoren A1 und A2 und scheint sowohl mit dem Tissue factor wie auch mit der extrazellulären Matrix zu interagieren. 19 Patienten wurden mit schwerer VOD behandelt, Defibrotide wurde gut toleriert und bei 8 Patienten dieses Hochrisikokollektivs kam es zu einer Rückbildung der Hyperbilirubinämie und anderer VOD-Symptome, 6 Patienten überlebten nach Tag 100. Defibrotide wurde gut vertragen, es kam zu keinen schwereren Hämorrhagien. In der Zwischenzeit (Stand November 1999) wurden in den USA über 100 derartige

Patienten behandelt, in Europa ca. 60 Patienten (Chopra R.et al., zur Publikation eingereicht). Derzeit werden in Europa und sind in den USA randomisierte Studien aktiviert, um den potentiellen Nutzen von Defibrotide weiter zu untersuchen.

Therapieansätze bei schwerer VOD
• Defibrotide (?)
• Thrombolytika (+?)
• TIPS (?)
• Lebertransplantation (?)

Literatur

1. Mc Donald GB, Sharma P, Matthews DE: Venoocclusive disease of the liver after bone marrow transplantation: diagnosis, incidence, and predisposing factors. Hepatology (1984) 4: 116-122

2. Jones RJ, Lee KSK, Beschorner WE, Vogel VG, Grochow LB, Braine HG et al: Venoocclusive disease of the liver following bone marrow transplantation. Transplantation (1987) 44: 778-783

3. Mc Donald GB, Hinds MS, Fisher LD, Schoch HG, Wolford JL, Banaji M, Hardin BJ, Shulman HM, Clift RA: Veno-occlusive disease of the liver and multiorgan failure after bone marrow transplantation: A cohort study of 355 patients. Ann Int Med (1993) 118: 255-267

4. Blostein MD, Paltiel OB, Thibault A, Rybka WB: A comparison of clinical criteria for the diagnosis of veno-occlusive disease of the liver after bone marrow transplantation. Bone Marrow Transplantation (1992) 10: 439-443

5. Carreras E, Bertz H, Arcese W, Vernant JP, Tomas JF, Hagglund H et al.: Incidence and outcome of hepatic veno-occlusive disease after blood and marrow transplantation: a prospective cohort study of the European group for blood and marrow transplantation. Blood (1998) 92: 3599-3604

6. Holler E, Kolb HJ, Moller A, Kempeni J, Liesenfeld S,, Pechumer H, Lehmacher W, Ruckdeschel G, Gleixner B, Riedner C, Ledderose G, Brehm G, Mittermueller J, Wilmanns W: Increased serum levels of tumor necrosis factor α precede major complications of bone marrow transplantation. Blood 75: 1011, 1990

7. Remberger M, Ringden O. Cytokines in veno-occlusive disease of the liver after bone marrow transplantation. Transplant Proc (1995) 27: 3533-3534

8. Tanaka J, Imamura M, Kasai M, Masauzi M, Watanabe M, Matsuura A, Morii K, KiyamaY, Naohara T, Higa T, Honke K, Gasa S, Sakurada K, Miyazaki T. Rapid analysis of tumor necrosis factor alpha mRNA expression during venoocclusive disease of the liver after allogeneic bone marrow transplantation. Transplantation (1993) 55: 430-432

9. Nawroth PP, Stern DM: Modulation of endothelial cell hemostatic properties by tumor necrosis factor. J Exp Med (1986) 163: 740-745

10. Salat C, Holler E, Kolb HJ, Reinhardt B, Pihusch R, Wilmanns W et al: PAI-1 confirms the diagnosis of hepatic veno-occlusive disease in patients with hyperbilirubinemia after bone marrow transplantation. Blood (1997) 89: 2184-2188

11. Faioni EM, Krachmalnikoff A, Bearman SI, Federici AB, Decarli A, Gianni AM et al.: Naturally occurring anticoagulants and bone marrow transplantation: Plasma protein C predicts the development of veno-occcusive disease of the liver. Blood (1993) 81: 3458-3462

12. Grey ST, Akiyasu T, Hau H, Orthner C, Alaem HH, Hancock W: Selective inhibitory effects of the anticoagulant activated protein C on the responses of human mononuclear phagocytes to LPS, IFNγ or phorbol ester. J Immunol (1994) 153: 3664-3672

13. Deleve DL: Dacarbazine toxicity in murine liver cells: A model of hepatic endothelial injury and glutathione defense. J Pharmacol Exp Ther (1994) 268: 1261-1270

14. Hägglund H, Remberger M, Klaesson S, Lönnqvist B, Ljungman P, Ringden O: Norethisterone treatment, a major risk-factor for veno-occlusive disease in the liver after allogeneic bone marrow transplantation. Blood (1998) 92: 4568-4572

15. Bearman SI, Anderson GL, Mori M, Hinds MS, Shulman H, McDonald G: Veno-occlusive disease of the liver: Development of a model for predicting fatal outcome after marrow transplantation. J Clin Oncol (1993) 11: 1729-1736

16. Shulman HM, Fisher LB, Schoch HG, Henne KW, McDonald GB: Veno-occlusive disease of the liver after marrow transplantation: Histological correlates of clinical signs and symptoms. Hepatology (1994) 19: 1171-1178

17. Shulman HM, Gown AM, Nugent DJ: Hepatic veno-occlusive disease after bone marrow transplantation. Immunohistochemical identification of the material within occluded central venules. Am J Pathol (1987) 127: 549-558

18. Lassau N, Leclere J, Auperin A, Bourhis J, Hartmann O, Valteau-Couanet D et al.: Hepatic veno-occlusive disease after myeloablative treatment and bone marrrow transplantation: value of gray scale and Doppler US in 100 patients. Radiology (1997): 204: 545-552

19. Carreras E, Granena A, Navasa M, Bruguera M, Marco V, Sierra J, Tassies M, Garcia-Pagan J-C, Marti J-M,

3.8. Therapie

Brosch J, Rodes J, Rozman C: Transjugular biopsy in BMT. Bone Marrow Transpl (1993): 21-26

20. Eltumi M, Trivedi P, Hobbs JR, Portmann B, Cheeseman P, Downie C, Risteli J, Risteli L, Mowat AP: Monitoring of veno-occlusive disease after bone marrow transplantation by serum aminopropeptide of type III procollagen. Lancet 342: 518, 1993

21. Heikinheimo M, Halila R, Fasth A: Serum procollagen type III is an early and sensitive marker for venoocclusive disease of the liver in children undergoing bone marrow transplantation. Blood 83: 3036, 1994

22. Rio B, Bauduer F, Arrago JP, Zittoun R: N-terminal peptide of type III procollagen: a marker for the development of hepatic veno-occlusive disease after BMT and a basis for determining the timing of prophylactic heparin. Bone marrow transplant 11: 471 (1993)

23. Richardson P, Bearman SI: Prevention and treatment of hepatic veno-occlusive disease after high dose cytoreductive therapy. Leukemia lymphoma (1998) 31: 267-277

24. Oh H, Tahara T, Bouvier M, Farrand M, McDonald GB: Plasma thrombopoietin levels in marrow transplant recipients with veno-occlusive disease of the liver. Bone Marrow Transplantation (1998) 22: 675-679

25. Attal M, Huguet F, Rubie H, Huynh H, Charlet JP, Payen JL, Voigt JJ, Brusset P, Selves J, Muller C, Pris J, Laurent G: Prevention of hepatic veno-occlusive disease after bone marrow transplantation by continous infusion of low dose heparin: a prospective randomised trial. Blood (1992) 79: 2834-2840

26. Ruutu T, Erikson B, Remes K, Volin L, Remberger M, Parkkali T et al.:Ursodiol for the prevention of hepatic complications in allogeneic stem cell transplantation. Bone Marrow Transpl (1999) S 224 (Abstract)

27. Bearman SI: The syndrome of hepatic venoocclusive disease after marrow transplantation. Blood (1995) 85 (11): 3005-3019

28. Bearman SI, Shuhart MC, Hinds MS, Mc Donald GB: Recombinant human tissue plasminogen activator (tPA) for the treatment of established severe venoocclusive disease of the liver after bone marrow transplantation. Blood (1992) 80: 2458-2462

29. Patton DR, Harper JL, Woolridge TN, Gordon BG, Coccia P, Haire WD: Treatment of veno-occlusive disease of the liver with bolus tissue plasminogen activator and continous infusion of antithrombin III concentrate. Bone Marrow Transpl (1996) 17: 443-447

30. Heying R, Nürnberger W, Spiekerkötter U, Göbel U: Hepatic veno-occlusive disease with severe capillary leakage after peripheral stem cell transplantation: treatment with recombinant plasminogen activator and C1-esterase inhibitor concentrate. Bone Marrow Transpl (1998) 21: 947-949

31. Bearman SI, Lee JL, Baron AE, McDonald G: Treatment of hepatic venoocclusive disease with recombinant human tissue plasminogen activator and heparin in 42 marrow transplant patients. Blood (1997) 89: 1501-1506

32. Richardson P, Elias A, Krishnan A, Wheeler C, Raj N, Hoppensteadt D et al.: Treatment of severe venoocclusive disease with defibrotide: compassionate use results in response without significant toxicity in a high risk population. Blood (1998) 92: 737-747

Thromboseprophylaxe bei Patienten mit Portsystemen - Behandlung oder Prävention?

4. Thromboseprophylaxe bei Patienten mit Portsystemen - Behandlung oder Prävention?

4.1. Einleitung

Ein Thrombus ist als intravasale Koagulation des Blutes definiert; demgegenüber ist die Thrombose ein klinisches Krankheitsbild, das durch die Störung des Blutflusses durch ein Gerinnsel hervorgerufen wird. Bereits 1856 hat Rudolf Virchow drei prädisponierende Faktoren für eine Thrombose charakterisiert. Diese beinhalten die Alteration

➤ der Gefäßwand
➤ des Blutflusses
➤ der Blutzusammensetzung (1)

Trotz aller Fortschritte auf dem Gebiet der Gerinnungsforschung ist diese Definition der Risikofaktoren im Prinzip heute noch gültig. Diese "Virchow'sche Trias" hat besondere Bedeutung für Patienten mit Malignomen, die ihre Chemotherapie über einen permanenten zentralvenösen Zugang bekommen.

Im Rahmen der palliativen Therapie onkologischer Erkrankungen ist eine Versorgung des Patienten mit einem sog. "Portsystem" eine gute Möglichkeit, die Lebensqualität unter einer Chemotherapie zu erhalten und stationäre Aufenthalte zu vermeiden. Ein Portsystem besteht aus einem subkutan implantierten Hohlraumsystem, das z.B. aus Titan gefertigt wird, mit einem Kunststoffstöpsel verschlossen ist und eine Verbindung zu einer großen Vene, z.B. der Vena subclavia hat. Das Portsystem kann repetitiv perkutan angestochen werden und garantiert einen zuverlässigen zentralvenösen Zugang.

4.2. Eine verlängerte Applikationsdauer der Chemotherapie kann die Ansprechraten erhöhen

Nicht erst in den letzten Jahren hat sich gezeigt, daß die Pharmakokinetik einen wesentlichen Einfluß auf die Ansprechraten chemotherapeutischer Behandlungen hat. Prinzipiell gilt für die meisten chemotherapeutischen Wirkprinzipien, daß der zelluläre Effekt auch von der Zellzyklusphase der Tumorzelle abhängt. Der höchste Effekt ist zu erwarten, wenn die Substanz während des gesamten Zellzyklus aller Tumorzellen in ausreichender Konzentration vorhanden ist (2, 3). Diese optimale Situation kann aber um so weniger erreicht werden, je größer die Differenz zwischen der Applikationsdauer der Chemotherapie und der Volumenverdopplungszeit des Tumors ist. Während die Volumenverdopplungszeit eines Burkitt-Lymphoms bei 24 Stunden liegt, beträgt sie z.B. für Kolonkarzinome ca. 80 Tage. Folgerichtig konnte belegt werden, daß die Verlängerung der Applikationsdauer von 5-Fluorouracil von 30 Minuten auf 24 Stunden sowohl ein verbessertes Ansprechen der Patienten mit metastasiertem Kolonkarzinom als auch eine bessere Verträglichkeit bewirkte (4). Ähnliche Überlegungen wurden auch für die Therapie anderer gastrointestinaler Tumoren angestellt.

Um solche Therapien sicher applizieren zu können, sind permanente zentralvenöse Zugänge notwendig. Einer der Vorteile von Portsystemen ist, daß die Therapie trotz verlängerter Applikationszeit ambulant durchgeführt werden kann. Die Lebensqualität von Tumorpatienten in der palliativen Therapiesituation hängt erheblich davon ab, ob sie für eine Therapie jeweils stationär aufgenommen werden müssen, oder ob sie diese ambulant durchführen können. Zuletzt spielen bei diesen Überlegungen auch finanzielle Gründe eine zunehmende Rolle, einerseits entfallen die Kosten einer stationären Aufnahme, andererseits können die applizierten Medikamente über einen ambulanten Pflegesatz abgerechnet werden.

4.3. Die Virchow'sche Trias thrombotischer Faktoren ist von besonderer Bedeutung für Tumorpatienten

Der erste Faktor der Virchow'schen Trias ist eine Alteration der Gefäßwand. Sobald ein Tumor ein Blutgefäß erreicht, aktiviert die Zerstörung des Endothels das hämostatische System. Folgen sind eine Adhäsion und Aggregation von Thrombozyten, die Freisetzung von Plasminogenaktivator und seines Inhibitors (PAI-1) sowie Prostazyklinen, wie auch die Aktivierung von Faktor XII.

Der zweite Faktor der Virchow'schen Trias, nämlich die Störung des Blutflusses, ist für Tumorpatienten in vielerlei Hinsicht bedeutsam. Sowohl die Verringerung der körperlichen Aktivität im Rahmen der Grunderkrankung als auch lokale Kompressionen durch den Tumor und Hyperviskositätssyndrome, insbesondere bei myeloproliferativen Erkrankungen, Leukämien mit hohen Zellzahlen oder Paraproteinämien, können zu einer Störung des Blutflusses führen.

Der dritte Faktor der Virchow'schen Trias ist die Alteration der Blutzusammensetzung. Für Tumorpatienten spielen Faktoren, die direkt oder indirekt zu einer Hyperkoagulabilität führen, eine wesentliche Rolle. Maligne Erkrankungen können direkt akute Phase-Reaktionen auslösen, z.B. die Aktivierung der Faktoren V, VII, VIII und Fibrinogen. Eine verringerte Clearance dieser Faktoren durch venöse Kompressionssyndrome können eine Hyperkoagulabilität lokal potenzieren. Zusätzliche Komplikationen treten durch Synthesestörungen von Inhibitoren wie AT, Protein C und Protein S, als auch durch die Aktivierung von Zytokinen wie z.B. Tumornekrosefaktor auf. Als wesentlicher thrombogener Faktor ist die direkte Freisetzung von Hyperkoagulabilitätsfaktoren durch die Tumorzelle selbst beschrieben. Zwei dieser Faktoren sind das "Cancer procoagulant A" und der "Tissue factor" (5, 6). Die Expression von Cancer procoagulant A ist besonders hoch in gastrointestinalen Tumoren, während die Expression des tissue factor bei Ovarialkarzinomen, Mesotheliomen und Haarzell-Leukämien beschrieben wurde (7).

4.4. Thrombozytosen und Thrombosen sind häufige Phänomene bei malignen Erkrankungen

Als eine direkte oder indirekte Konsequenz maligner Erkrankungen finden sich bei 30 - 40 % der Patienten mit Malignomen Thrombozytenwerte von über 400.000/µl. Besonders bei myeloproliferativen Syndromen, wie CML, Polycythaemia vera und essentieller Thrombozytose, können die Thrombozyten auf mehr als 1.000.000 Zellen/µl vermehrt sein. Während die Thrombozyten bei myeloproliferativen Syndromen in etwa 50 % der Fälle funktionell gestört sind, sind sie bei soliden Tumoren meistens aktiv und stellen einen wichtigen Faktor für die Entwicklung von Thrombosen dar.

Aber auch ohne Thrombozytenvermehrung können Thrombosen eine wesentliche Komplikation im Rahmen paraneoplastischer Syndrome bei malignen Erkrankungen darstellen. Trousseau hat dies bereits 1865 beobachtet und beschrieben (8). Bei 10,9 % der Patienten mit Malignomen ist eine Thrombose der tiefen Venen das erste Symptom der malignen Grunderkrankung (9). Innerhalb von zwei Jahren nach sog. "idiopathischen" Lungenembolien demaskiert sich bei 6.8 % der Patienten eine maligne Grunderkrankung (10). Ein Budd-Chiari-Syndrom ist in 12 % der Patienten mit myeloproliferativen Syndromen und in 7 % der Patienten mit paroxysmaler nächtlicher Hämoglobinurie beschrieben (11). Die disseminierte intravasale Koagulation (DIC) ist eine häufige Komplikation in 50 - 100 % der Patienten mit akuter promyelozytärer Leukämie (12). Die Inzidenz der Thrombose hängt auch vom Tumortyp ab und beträgt bis zu 28 % für Patienten mit pulmonalen Tumoren (Tab. 4.1).

Primärtumor	Patientenzahl	Thrombose (%)
Lunge	158	27,9
Pankreas	104	18,4
Magen	96	17,0
Kolon	89	15,7
Ovar/Uterus	41	7,2
Prostata	40	7,1

Tab. 4.1: Thromboseinzidenz verschiedener Tumoren. Modifiziert nach Rickles et al (26).

4.5. Tumorpatienten haben multiple Risikofaktoren für die Entwicklung von Thrombosen

Zusätzlich zu den bereits beschriebenen thrombogenen Faktoren, die direkt oder indirekt durch die maligne Grunderkrankung hervorgerufen sind, stellen iatrogene Faktoren ein wesentliches additives thrombogenes Risiko der Patienten dar. Hierzu gehören insbesondere

➤ Operationen
➤ venotoxische Medikamente
➤ intravenöse Dauerkatheter

Vaskuläre Toxizität ist eine Eigenschaft, die prinzipiell alle chemotherapeutische Substanzen betrifft. Zerebrovaskuläre Komplikationen und ein Raynaud-Syndrom werden bei bis zu 40 % von Patienten, die Cisplatin und Bleomycin erhalten, beobachtet (13, 14). Bei etwa 10 % von Patienten, die eine kontinuierliche Infusion von 5-FU bekommen, können EKG-Veränderungen im Sinne von Koronarspasmen beobachtet werden (15, 16).

Eine Reihe von Studien weist darauf hin, daß die Entstehung katheterassoziierter Thromben bei Portsystemen wesentlich häufiger ist als klinisch vermutet. In Autopsien fanden sich bei etwa 40 % von Patienten mit Subclavia-Kathetern thrombotische Veränderungen, die zu einer mehr als 50 %igen Verringerung des Gefäßlumens führten. In einer prospektiven Studie entwickelten mehr als 60 % kritisch kranker Patienten einen Thrombus am Katheter (17). Obwohl die meisten Thromben klinisch asymptomatisch sind, sind etwa 50 % aller Thrombosen des tiefen Venensystems der oberen Extremitäten durch zentralvenöse Katheter ausgelöst. Bei der Interpretation dieser Studien ist es wichtig, den Unterschied zwischen Thrombus und Thrombose, wie am Beginn dieses Beitrages definiert, zu berücksichtigen.

Es ist bisher nicht gelungen, Risikogruppen für die Entwicklung thrombotischer Komplikationen zu definieren. So fand sich z.B. keine Korrelation mit dem Alter, dem Geschlecht oder bestimmten Gerinnungswerten. Die Erhöhung des Hämoglobins über 12 g/l und Adenokarzinome der Lunge scheinen das thrombotische Risiko zu erhöhen. Demgegenüber hatten Patienten mit Plattenepithelkarzinomen der Lungen, des Kopf-Hals-Bereiches oder des Ösophagus ein niedrigeres thrombotisches Risiko (18).

Der klinische Verlauf von katheterassoziierten venösen Thrombosen ist in hohem Maße variabel. Thrombotische Komplikationen können klinisch sowohl zwei Wochen nach der Insertion des Kathetersystems als auch zwei Jahre danach auftreten. Es findet sich allerdings eine Akkumulation im ersten Monat mit einer Inzidenz von 60 % in den ersten zwei Wochen und 70 % im ersten Monat nach Insertion des Kathetersystems (19).

4.6. Subklinische Veränderungen von Portsystemen sind wesentlich häufiger als klinisch apparente Komplikationen

In mehreren Studien wurden subklinische Veränderungen und klinisch apparente Komplikationen permanenter Katheter im Bereich der Vena subclavia untersucht. Einige von diesen sind in Tab. 4.2 zusammengefaßt.

	Prozent	Literaturstelle
Fibrinbelag	87	(19)
Thrombus (subklinisch)	40-66	(19)
Thrombus (post mortem)	38	(22)
Thrombose (klinisch)	4,3-8,4	(19,21,23,24)
Embolie	2,1	(19)
Infizierte Katheterspitze	25	(19)
Bakteriämie	7-9,7	(22,23)
Infektion (klinische apparent)	1,2	(21)
Sepsis	2,4	(24)

Tab. 4.2: Klinische und subklinische Befunde bei permanenten zentralvenösen Kathetern.

Offensichtlich sind subklinische Veränderungen, wie z.B. sonographisch evidente Thromben, deutlich häufiger als klinisch apparente thrombotische Symptome. Auf der anderen Seite ist es sehr wahrscheinlich, daß diese subklinischen Alterationen eine Voraussetzung für klinisch apparente Komplikationen darstellen. In einer Studie von De Cicco et al. hatten ausschließlich Patienten mit Thromben oder Fibrinbelägen auf den Kathetern infektiöse Komplikationen wie z.B. infizierte Katheterspitzen (20). Klinisch apparente Thrombosen, Embolien oder Bakteriämien wurden in bis zu 10 % der Patienten in mehreren Studien gefunden. Diese Anzahl wird einigen Onkologen, die Patienten mit Portsystemen behandeln, relativ hoch erscheinen, denn klinisch apparente Thrombosen fanden sich z.B. in unserer Tagesklinik in weniger als 5 % der Patienten. Diese Diskrepanz belegt, daß die Mehrzahl der Alterationen lediglich im subklinischen Bereich diagnostiziert werden kann, aber trotzdem eine Voraussetzung für thrombotische oder infektiöse Probleme der Portsysteme darstellt.

4.7. Katheterassoziierte Thromben können effektiv verhindert werden

Tumorpatienten haben multiple Risikofaktoren für thrombotische Komplikationen. Die Applikation der Chemotherapie über ein Portsystem ist ein wichtiger zusätzlicher Faktor. Sowohl Warfarin als auch niedermolekulare Heparine haben das Potential, die Formation katheterassoziierter Thromben effektiv zu inhibieren (21, 22). Die Applikation von Vitamin K-Antagonisten, wie z.B. Warfarin oder Phenprocoumon, beinhaltet allerdings insbesondere für Tumorpatienten mehrere potentielle Probleme. Eines davon ist die hohe Proteinbindung dieser Substanzen, die sowohl mit pathophysiologischen Veränderungen im Rahmen der Grunderkrankung, als auch mit einer Reihe häufig eingesetzter Medikamente interferieren kann. Hierzu gehören eine Lebersyntheseschwäche, kardiale Dekompensationen, Alkoholismus, Fieber, Mangelernährung, Hypothyreose, Salicylate, Antibiotika, Allopurinol, Thyroxin, Anthrazykline und weitere. Diese Interaktionen führen zu einer unkontrollierbaren Erhöhung des Blutungsrisikos.

Ohne diese potentiellen Risiken hatten **niedermolekulare Heparine** den gleichen positiven Effekt, die prophylaktische Gabe reduzierte die Bildung von katheterassoziierten Thromben von 61,5 % auf 6,25 % (22). Mögliche Probleme in der Behandlung mit niedermolekularen Heparinen beinhalten die Subkutangabe, heparininduzierte Thrombozytopenie (HIT) und das potentielle Risiko einer Osteoporose. Im Gegensatz zu unfraktionierten Heparinen ist allerdings das Risiko einer Typ II HIT bei niedermolekularen Heparinen wesentlich niedriger und das Risiko einer Osteoporose zu vernachlässigen (23, 24).

4.8. Zur Frage der klinischen Relevanz und einer sinnvollen Prophylaxe sind weitere Studien notwendig

Nach den bisher vorliegenden Daten, Studien und klinischen Erfahrungen haben Tumorpatienten, die eine Chemotherapie über ein Portsystem bekommen ein eindeutig erhöhtes thrombogenes Risiko. In einer Doktorarbeit haben wir verschiedene relevante Fibrinolyseparameter bei Patienten mit kolorektalen Karzinomen vor und nach einer Chemotherapie mit 5-Fluorouracil und Folinsäure über 24 Stunden via Portsystem untersucht. Statistisch signifikant waren PAI (Plasminogenaktivator-Inhibitor) und t-PA (tissue type Plasminogenaktivator) verändert, wie zusammengefaßt dargestellt in Tab. 4.3 (25).

Parameter	Zeit-punkt	Mittel-wert	Standard-abw.	Signifikanz
PAI (U/ml)	vor	8,05	4,7	p<0,01
	nach	10,5	5,8	
t-PA (U/ml)	vor	0,34	0,4	p<0,05
	nach	0,25	0,3	
D-Dimer	vor	151,9	190	n.s.
	nach	153	200	
Plasminogen	vor	119,3	15	n.s.
	nach	120,3	20	

Tab. 4.3: Fibrinolyseparameter unmittelbar vor und nach Chemotherapie bei 30 Patienten mit kolorektalem Karzinom.

Subklinische Veränderungen am Portsystem sind wesentlich häufiger als klinisch manifeste Komplikationen und stellen eine Voraussetzung für diese Komplikationen dar. Fibrinbeläge und katheterassoziierte Thromben können effektiv, z.B. durch eine Prophylaxe mit LMW-Heparinen, verhindert werden. Es ist bisher nicht klar, ob eine solche Prophylaxe, z.B. für den Zeitraum der Chemotherapie, grundsätzlich empfohlen werden kann.

Zu dieser Frage führen wir aktuell eine klinische Studie durch, in der subklinische und klinische Effekte einer prophylaktischen Gabe niedermolekularer Heparine zur Vermeidung katheterassoziierter thrombotischer Komplikationen bei Tumorpatienten mit Port-Systemen während der Chemotherapie untersucht werden.

Literatur

1. Virchow R. Thrombose und Embolie (1846-1856). Klassiker der Medizin 1910; 7-8.

2. Gieseler F. Pharmacokinetic basis for an oral chemotherapy with idarubicin and etoposide: Dose-dependent biological effects of topoisomerase II inhibitors. Hematology and blood transfusion 1998; 39 : 536-43.

3. Gieseler F, Clark M, Stiebeling K, Puschmann M, Valsamas S. Induction of apoptosis by idarubicin: how important is the plasma-peak? Int J Pharmacol 1999; in press.

4. Weh HJ, Wilke HJ, Dierlamm J, Klaassen U, Siegmund R, Illiger HJ, et al. Weekly therapy with folinic acid (FA) and high-dose 5-fluorouracil (5- FU) 24-hour infusion in pretreated patients with metastatic colorectal carcinoma. A multicenter study by the Association of Medical Oncology of the German Cancer Society (AIO). Ann Oncol 1994; 5 (3): 233-7.

5. Bani MR, Falanga A, Alessio MG, Radice E, Consonni R, Giavazzi R, et al. Blood coagulation changes in nude mice bearing human colon carcinomas. Int J Cancer 1992; 50 (1): 75-9.

6. Rao LV. Tissue factor as a tumor procoagulant. Cancer Metastasis Rev 1992; 11 (3-4): 249-66.

7. Bruhn HD, Zurborn KH. Hämostasestörungen bei Malignomen. Hämostaseologie 1998; 18 : 61-9.

8. Durham R. Thrombophlebitis migrans and visceral carcinoma. Arch Int Med 1955; 96 : 380-6.

9. Prandoni P, Lensing AW, Buller HR, Cogo A, Prins MH, Cattelan AM, et al. Deep-vein thrombosis and the incidence of subsequent symptomatic cancer [see comments]. N Engl J Med 1992; 327 (16): 1128-33.

10. Gore JM, Appelbaum JS, Greene HL, Dexter L, Dalen JE. Occult cancer in patients with acute pulmonary embolism. Ann Intern Med 1982; 96 (5): 556-60.

11. Mitchell AW, Jackson JE. Budd-Chiari syndrome [editorial; comment]. Clin Radiol 1996; 51 (11): 747-8.

12. Colman RW, Rubin RN. Disseminated intravascular coagulation due to malignancy. Semin Oncol 1990; 17 (2): 172-86.

13. Vogelzang NJ, Torkelson JL, Kennedy BJ. Hypomagnesemia, renal dysfunction, and Raynaud's phenomenon in patients treated with cisplatin, vinblastine, and bleomycin. Cancer 1985; 56 (12): 2765-70.

14. Doll DC, Ringenberg QS, Yarbro JW. Vascular toxicity associated with antineoplastic agents. J Clin Oncol 1986; 4 (9): 1405-17.

15. Gieseler F. Eigene unpublizierte Beobachtung. 1999.

16. Robben NC, Pippas AW, Moore JO. The syndrome of 5-fluorouracil cardiotoxicity. An elusive cardiopathy [see comments]. Cancer 1993; 71 (2): 493-509.

17. Chastre J, Cornud F, Bouchama A, Viau F, Benacerraf R, Gibert C. Thrombosis as a complication of pulmonary-artery catheterization via the internal jugular vein: prospective evaluation by phlebography. N Engl J Med 1982; 306 (5): 278-81.

18. Anderson AJ, Krasnow SH, Boyer MW, Cutler DJ, Jones BD, Citron ML, et al. Thrombosis: the major Hickman catheter complication in patients with solid tumor. Chest 1989; 95 (1): 71-5.

19. Haire WD, Lieberman RP, Edney J, Vaughan WP, Kessinger A, Armitage JO, et al. Hickman catheter-induced thoracic vein thrombosis. Frequency and long-term sequelae in patients receiving high-dose chemotherapy and marrow transplantation. Cancer 1990; 66 (5): 900-8.

20. De Cicco M, Matovic M, Balestreri L, Panarello G, Fantin D, Morassut S, et al. Central venous thrombosis: an early and frequent complication in cancer patients bearing long-term silastic catheter. A prospective study. Thromb Res 1997; 86 (2): 101-13.

21. Levine MN. Prevention of thrombotic disorders in cancer patients undergoing chemotherapy. Thromb Haemost 1997; 78 (1): 133-6.

22. Monreal M, Alastrue A, Rull M, Mira X, Muxart J, Rosell R, et al. Upper extremity deep venous thrombosis in cancer patients with venous access devices—prophylaxis with a low molecular weight heparin (Fragmin). Thromb Haemost 1996; 75 (2): 251-3.

23. Sanson BJ, Lensing AW, Prins MH, Ginsberg JS, Barkagan ZS, Lavenne-Pardonge E, et al. Safety of low-molecular-weight heparin in pregnancy: a systematic review. Thromb Haemost 1999; 81 (5): 668-72.

24. Monreal M, Olive A, Lafoz E, del Rio L. Heparins, coumarin, and bone density [letter]. Lancet 1991; 338 (8768): 706.

25. Ulrich D. Chemotherapeutisch induzierte Hämostasestörung unter besonderer Berücksichtigung des Fibrinolysesystems. Inauguraldissertation, Klinik für Allgemeine Innere Medizin der CAU-Kiel 1998.

26. Rickles FR, Levine M, Edwards RL. Hemostatic alterations in cancer patients. Cancer Metastasis Rev 1992; 11 (3-4): 237-48.

Prophylaxe und Therapie von Thromboembolien bei Tumorpatienten

5. Prophylaxe und Therapie von Thromboembolien bei Tumorpatienten

5.1. Einleitung

Patienten mit Krebserkrankungen unterliegen aus vielfachen Gründen erhöhten thromboembolischen Risiken. Gründe dafür sind

➤ Freisetzung von Tumorprokoagulantien
➤ Veränderungen der Blutzusammensetzung
➤ Endothelzellschäden
➤ vorangegangene operative Eingriffe
➤ Chemotherapie
➤ Immobilisation
➤ vaskuläre Zugänge

Darüber hinaus kann der Tumor selbst durch Kompression von großen venösen Gefäßen die Entstehung von Thrombosen begünstigen. Innerhalb des ersten Jahres nach Diagnose einer "idiopathischen" tiefen Venenthrombose oder Lungenembolie besteht für die betroffenen Patienten ein deutlich erhöhtes Malignomrisiko (1, 32). Trotz der häufig nachweisbaren Veränderungen einer Reihe von Hämostasefaktoren gibt es keine eindeutigen Parameter, die das Risiko einer bevorstehenden tiefen Venenthrombose oder Lungenembolie voraussagen lassen. Entsprechenden Studien bei Tumorpatienten mit modernen Aktivierungsmarkern erbrachten unbefriedigende Ergebnisse von niedriger Sensitivität und Spezifität (11, 22).

> Da es nicht möglich ist, auf Grund von Hämostaseparametern eine Voraussage zu treffen, welche Krebspatienten mit großer Wahrscheinlichkeit eine Thrombose erleiden, sollte bei Tumorpatienten mit bestimmten Risikokonstellationen generell eine Thromboseprophylaxe betrieben werden.

5.2. Thromboseprophylaxe

Eine Thromboseprophylaxe bei Tumorpatienten ist in verschiedenen klinischen Situationen, die nachfolgend besprochen werden, gegeben. Hierzu gehören auf Grund der Studienlage ohne Einschränkung operative Eingriffe, wohingegen derzeit die Indikationsstellung bei der Einleitung einer Chemotherapie oder der Behandlung mit Hormonen oder Antihormonen weniger klar ist. Dasselbe gilt auch für die Strahlentherapie und zentralvenöse Verweilkatheter. Darüber hinaus wird man sich aus der Erfahrung heraus bei bestimmten Tumorpatienten, die längerdauernd immobilisiert sind oder deren Tumorhistologie sehr ungünstig ist und deren Tumor ein rasches Wachstumsverhaltens aufweist, für eine medikamentöse Thromboseprophylaxe entscheiden.

5.2.1. Operationen

Operative Eingriffe und die dadurch bedingte Immobilisation der Patienten stellen per se ein erhöhtes Thromboserisiko dar und sind unbestrittene Indikationen für eine medikamentöse Thromboseprophylaxe. Nach einer Analyse des American College of Chest Physicians 1995 entwickeln Krebspatienten ohne Thromboseprophylaxe in 40-80 % der Fälle eine Thrombose der Unterschenkelvenen und in 10-20 % eine proximale Venenthrombose (6). Für tödliche Lungenembolien ohne Thromboseprophylaxe bei Krebspatienten werden Zahlen zwischen 1 und 5 % angegeben.

Die hohen Thromboseraten bei operativen Eingriffen von Tumorpatienten unterstreichen die Notwendigkeit, obligat eine peri- und postoperative, medikamentöse Thromboseprophylaxe vorzuschreiben. In den siebziger und achtziger Jahren war die Thromboseprophylaxe mit niedrig dosiertem Heparin (10.000-15.000IE/Tag), welches 2 Stunden präoperativ erstmals s.c. verabreicht wurde und dann je nach Risiko entweder alle 12 Stunden oder alle 8 Stunden über 7 bis 14 Tage fortgesetzt wurde, die Prophylaxe der Wahl. Aus einer Metaanalyse an allgemeinchirurgischen Patienten geht hervor, daß bei Krebspatienten, die niedrigdosiertes Heparin erhielten, im Vergleich zur Kontrollgruppe ohne Heparin die postoperative Thromboserate von 30,6 % auf 13,6 % zurückging (6).

Nach Einführung der niedermolekularen Heparine (NMH) wurden im vergangenen Jahrzehnt chirurgische Patienten zunehmend mit diesen Substanzen peri- und postoperativ behandelt, was sich auch in den seither veröffentlichen Studienergebnissen ablesen läßt. Die wesentliche Vorteile der

NMH sind die überlegene und voraussagbare Bioverfügbarkeit von 90 % gegen über unfraktioniertem Heparin (UFH), die längere Halbwertszeit, so daß die einmalige s.c. Injektion täglich ausreicht, sowie ein geringeres Risiko, eine Heparin-induzierte Thrombozytopenie oder eine Osteoporose zu verursachen (Tab. 5.1).

In einer großen Zahl von Studien an chirurgischen Patienten konnte gezeigt werden, daß NMH gegenüber UFH in Wirksamkeit und Sicherheit mindestens ebenbürtig, im Trend sogar teilweise besser sind (15). In zwei Studien wurde die prophylaktische Wirksamkeit von NMH zur Verhinderung thromboembolischer Komplikationen bei Krebspatienten, die sich einer abdominellen Operation unterziehen mußten, untersucht. In der ersten Studie wurden 2 Dosierungen des NMH Dalteparin, nämlich 2500 oder 5000 anti-Xa-Einheiten verglichen (2). Bei den Krebspatienten fiel die Thromboembolierate von 14,9 % bei einer Dosierung von 2500 Einheiten auf 8,5 % bei einer Dosierung von 5000 Einheiten. Hiermit konnte gezeigt werden, daß bei Tumorpatienten eine Dosierung, die für nicht-Tumorpatienten ausreichend sein mag, nicht ausreichend ist, und daß die unter einer erhöhten Dosierung erzielte geringere Thromboembolierate nicht mit einem erhöhten Blutungsrisiko einher geht.

In einer zweiten Studie wurde das NMH Enoxaparin in einer Dosierung von 40 mg, einmal täglich s.c. mit UFH 5000 Einheiten 3 mal täglich verglichen. Die Inzidenz tiefer Venenthrombosen betrug 18,2 % in der Heparingruppe und 14,7 % in der Enoxaparingruppe (8).

Aus diesen Studien läßt sich schließen, daß operative Tumorpatienten immer zur Hochrisiko-Gruppe gerechnet werden müssen und zur Thromboseprophylaxe entweder UFH in einer Dosierung von 15.000 Einheiten, 2- 3 mal täglich oder NMH in einer Dosierung für Hochrisikosituationen verabreicht werden muß.

Was die Dauer der Heparinprophylaxe bei chirurgischen Tumorpatienten anbelangt, müßte man in Analogie zu große orthopädischen Operationen (Hüft-, Knieprothese) empfehlen, die Behandlung auf 3-4 Wochen auszudehnen. Zahlen aus Therapiestudien liegen zu dieser Fragestellung nicht vor.

5.2.2. Chemo- und Hormontherapie

Eine Vielzahl von Risikofaktoren führt bei Krebspatienten zu einem Zustand der Hyperkoagulabilität. Eine wichtige Rolle spielen hierbei auch die Behandlung mit

▶ zytostatischen Chemotherapeutika (Einzelsubstanzen wie auch Kombinationen von Einzelsubstanzen)
▶ Hormonen
▶ antihormonell wirksame Substanzen
▶ die Strahlentherapie
▶ die Wachstumsfaktoren (14)

Thromborisiken nach Krebstherapie hängen unter anderem auch von Interaktionen der verabreichten Substanzen, vom Gewebstyp und Stadium des Tumors sowie von anderen Risikofaktoren wie Alter, Operation und Immobilisation ab. Obwohl allgemein akzeptiert ist, daß die Krebstherapie Auslöser für thromboembolische Ereignisse

Unfraktioniertes Heparin	Niedermolekulares Heparin
Stärkere Bindung an: • Plasma-Proteine • Endothelzellen • Makrophagen • Plättchenfaktor 4 • Hochmolekularen vWF*	• Geringere Proteinbindung • Längere Halbwertszeit als UFH • Einmalige Gabe s.c. ausreichend • Keine Laborüberwachung erforderlich • Mindestens ebenso effektiv wie UFH • Im Trend weniger Blutungskomplikationen
Diese Eigenschaften reduzieren die Interaktionen mit Antithrombin, daher *inkonstante, schwer voraussagbare Antikoagulation*	Wegen hoher Bioverfügbarkeit (>90 %) *gut voraussagbare, konstante Antikoagulation*

Tab. 5.1: Vergleich von unfraktioniertem Heparin (UFH) mit niedermolekularem Heparin (NMH).
* von Willebrand Faktor.

sein kann, sind die thromboseauslösenden pathogenetischen Mechanismen nur unzureichend aufgeklärt, da zahlreiche krankheits- und therapiebedingte Faktoren, wie die Aktivierung und Erhöhung von Gerinnungsproteinen, Veränderungen der Inhibitoren und Endothelzellschädigungen neben der Freisetzung von Prokoagulantien aus den Tumoren das Bild komplizieren.

Die meisten Studien, die sich mit thromboembolischen Komplikationen unter Chemotherapie befassen, liegen bei Patientinnen mit Mammakarzinom vor. Eine Studie an prä- und postmenopausalen Patientinnen im Stadium II eines Mammakarzinoms, die entweder über 12 oder 26 Wochen eine Polychemotherapie erhielten, ergab eine Gesamtthromboserate von 6,8 % (16). Eine Studie der "Eastern Cooperative Oncology Group" ergab bei der adjuvanten Chemotherapie von Mammakarzinom-Patientinnen im Stadium II (prä- und postmenopausal) eine venöse und arterielle Gesamtthromboserate von 6,8 %. Die zusätzliche Gabe des Antiöstrogens Tamoxifen erhöhte die Thromboseraten von 0,8 % auf 2,3 % bei den prämenopausalen Frauen und von 2,3 % auf 8,0 % bei postmenopausalen Patientinnen (28). Dieser Befund wurde auch durch eine kanadische Studie bestätigt. Bei 1,4 % der Patientinnen, die nur Tamoxifen einnahmen, jedoch bei 9,6 % der Patientinnen, die unter Chemotherapie und Tamoxifen standen, kam es zu einer tiefen Venenthrombose (26). Die Thrombosen ereignen sich offensichtlich nur während der aktiven Chemotherapie und/oder Antiöstrogentherapie, nach Beendigung der Therapie kommt es zu einem raschen Reduktion der Thromboseraten (16). Was die alleinige Gabe von Tamoxifen anbelangt, gibt es Daten aus einer Studie Tamoxifen versus Placebo bei Stadium- I- Patientinnen. Das Risiko eine Thromboembolie zu erleiden betrug 0,9 % in der Tamoxifen- und 0,2 % in der Placebogruppe (9). Nach Weitz et al (37) haben Frauen, die unter Tamoxifen stehen und zusätzlich eine Faktor-V-Leiden-Mutation aufweisen, ein deutlich erhöhtes Thromboembolierisiko. Bei Patientinnen im Stadium IV eines Mammakarzinoms (metastasiertes Stadium), die sich einer Polychemotherapie unterziehen, lag die Thromboserate nach Goodnough et al (12) bei 17 %.

Es gibt eine Reihe von anderen soliden Karzinomen, wie z.B. Gehirntumoren, Adenokarzinome (Pankreaskarzinom, fortgeschrittene gastrointestinale Karzinome), die sicherlich mit einem erhöhten Thromboembolierisiko assoziiert sind. Aus der Literatur liegen jedoch bisher keine klaren Zahlen vor, wie hoch die Thrombose-Inzidenz nach Einleitung einer Chemotherapie bei diesen Neoplasien ist. Bei Patientinnen mit Ovarialkarzinom, die postoperativ chemotherapiert wurden, kam es in 17 % der Fälle zu einer Thromboembolie (35).

In einer Mammakarzinom-Studie randomisierten Levine et al. (18) 311 Patientinnen im Stadium IV in eine Gruppe (n=152), die mit Beginn der Chemotherapie zusätzlich sehr niedrig dosiertes Warfarin erhielt ("very low-dose warfarin") und in eine Placebogruppe (n=159). Die Warfarindosierung betrug 1 mg über 6 Wochen und wurde nachfolgend an eine INR zwischen 1,3 und 1,9 angepaßt. Die durchschnittliche INR lag bei 1,5 und die durchschnittliche Warfarindosis, um dieses Ziel zu erreichen, lag bei 2,6 mg täglich. Die Thromboembolierate in der Placebogruppe betrug 7, während sie in der Behandlungsgruppe bei 1 lag (p= 0,03). Dies entspricht einer relativen Risikoreduktion von 85 %. Zu größeren Blutungen kam es bei 2 Patientinnen der Placebogruppe und einer Patientin in der Warfarin-behandelten Gruppe. Niedrig dosiertes Warfarin hat sich auch bei zentralvenösen Kathetern als effektive Prophylaxe zur Verhinderung von Thrombosen der oberen Extremitäten erwiesen (3).

Die Zahlen thromboembolischer Komplikationen unter Chemotherapie wie auch unter Hormontherapie liegen deutlich niedriger als die entsprechenden Zahlen nach operativen Eingriffen. Hinzu kommt, daß der operative Eingriff in der Regel einen Tag lang dauert, die nachfolgende Thromboembolie-Prophylaxe somit zeitlich begrenzt werden kann, während sich die Chemo- oder Hormontherapie über Wochen und Monate erstreckt. Dies würde bedeuten, unsere Patienten über die Bürde ihrer Chemotherapie hinaus langfristig mit einer antithrombotischen Therapie zu belasten, sei es nun durch eine Therapie mit Cumarinderivaten als auch eine durch subcutan zu verabreichende Therapie mit Heparin. Obwohl im Falle einer Prophylaxe mit niedermolekularem Heparin nur eine subcutane Injektion täglich erforderlich ist, d.h. die Prophylaxe logistisch recht einfach ist, gibt es derzeit noch keine klaren, auf Studien basierende Richtlinien. Auch ist ungeklärt, ob die positiven Daten mit sehr niedrig dosiertem Warfarin beim

Mammakarzinom auf andere Tumorentitäten übertragbar sind. Daher kann man zum jetzigen Zeitpunkt eine generelle medikamentöse Thromboseprophylaxe nach Einleitung einer Chemotherapie oder hormonellen Therapiemaßnahmen noch nicht empfehlen. Letztendlich sollte man am Einzelfall entscheiden, ob bei einem Patienten ein deutlich erhöhtes Thromboserisiko (Thrombose während vorangegangener Chemotherapie, spontane Thrombose, zusätzliche Thrombophilie (37) etc.) vorliegt und der entsprechende Patient daher auch längerfristig eine prophylaktische Therapie mit einem niedermolekularem Heparin über die Dauer der Chemotherapie oder Hormontherapie erhalten sollte.

5.2.3. Strahlentherapie

Zur Thomboseinzidenz während und nach Strahlentherapie gibt es außer einer älteren Studie mit niedrig dosiertem Heparin (34) keine publizierten größeren Studien. Patienten mit tumerösen Prozessen im kleinen Becken (Uteruskarzinom, Ovarialkarzinom, Sarkome, Rectumkarzinom), die sich einer palliativen Strahlentherapie unterziehen müssen, sind besonders dann thromboemboliegefährdet, wenn der Tumor zur Kompression der abführenden großen Beckenvenen führt. Bei solchen Patienten, aber auch bei allen bettlägerigen bzw. immobilisierten Patienten, ist eine prophylaktische Therapie mit NMH über die absehbare Dauer der Strahlentherapie zu empfehlen.

5.3. Die Behandlung venöser Thromboembolien

Bei der Vielzahl von Tumoren unterschiedlicher Herkunft gibt, die sich in einem sehr frühen wie auch fortgeschrittenem Stadium befinden können, die sich im Differenzierungs- und Metastasierungsmuster unterscheiden sowie chemotherapiebedingt oder auch per se von einer Thrombozytopenie begleitet sein können, kann es keine allgemeingültige Empfehlung zur antithrombotischen Therapie von akuten Thromboembolien geben. Es ist ein Unterschied, ob ein Patient ausschließlich Knochenmetastasen aufweist oder ob Gehirnmetastasen oder ausgedehnte Lebermetastasen vorliegen. Es ist auch zu berücksichtigen, ob der Primärtumor z.B. in der Mamma oder dem Pankreas lokalisiert ist, oder ob er exophytisch und blutend in das Lumen der Harnblase, des Magens oder eines Darmabschnitts hineinwächst. Es gibt somit Situationen, die eine normale Antikoagulation wie bei nicht-Tumorpatienten erlauben, und es gibt Situationen, die eine Antikoagulation ganz verbieten (z.B. blutende Gehirnmetastase) oder auf Grund eines hohen Blutungsrisikos eine Antikoagulation nur in eingeschränktem Maße, d.h. mit deutlich reduzierter Dosierung erlauben (z.B. Blasentumor mit Makrohämaturie).

In Tab. 5.2 sind orientierende Richtlinien zur antithrombotischen Therapie akuter Thromboembolien bei Patienten mit Neoplasien zusammengefaßt.

Nicht-Risikopatienten – Standardtherapie
• Patient von Tumorleiden geheilt
• Vollremission, d.h. keine nachweisbaren Tumormanifestationen
• Maligne Hodgkin- und Non-Hodgkinlymphome
• Primärtumoren ohne erkennbares Blutungsrisiko (z.B. Prostata, Mamma, Lunge, Pankreas, Dickdarm, Ovar, Uterus, Sarkome u.a.)
• Ausschließlich ossäre Metastasen (z.B. Mammakarzinom)
• Lymphknotenmetastasen, kleine (wenige) Leber- und Lungenmetastasen
Risikopatienten – dosisreduzierte Therapie
• Gehirntumoren, Gehirnmetastasen
• Ulzerierend oder exophytisch wachsender Tumor (z.B. Magen, Darm, Harnblase, Niere)
• Thrombozytopenie (< 50 000/µl)
• Manifeste hämorrhagische Diathese
• Bekanntes Blutungsleiden

Tab. 5.2: Nichtrisiko- und Risikopatienten für antithrombotische Therapie.

5.3.1. Tumorpatienten ohne erhöhtes Blutungsrisiko

Die Behandlung akuter Thromboembolien bei Tumorpatienten unterscheidet sich bei fehlenden tumorbedingter Blutungsgefahr grundsätzlich nicht von der Behandlung von Nicht-Tumorpatienten. Dies bedeutet, daß initial unfraktioniertes oder niedermolekulares Heparin in therapeutischer Dosierung zu verabreichen ist, gefolgt von der oralen Antikoagulation.

Unfraktioniertes Heparin wird zunächst als Bolus in einer Dosierung von 5000 Einheiten i.v. verabreicht, nachfolgend als Dauerinfusion zunächst etwa 30 000 Einheiten über 24 Stunden bzw. angepaßt an die aktivierte partielle Thromboplastinzeit (aPTT), die das 1,5 bis 2 fache des Kontrollwertes betragen sollte. Häufig wird die Beobachtung gemacht, daß einige Tumorpatienten hohe Mengen Heparin (>40 000 Einheiten) benötigen, um eine aPTT–Verlängerung in den therapeutischen Bereich zu erzielen. Es kommt hierbei zur "Dissoziation" des zirkulierenden Heparinspiegels von der aPTT. Dieses Phänomen wird auch als Heparin-Resistenz bezeichnet. Man nimmt an, daß die Resistenz der aPTT-Verlängerung durch erhöhte Spiegel von Fibrinogen und Faktor VIII zu erklären ist. Es wird empfohlen, daß in solchen Fällen die Heparin-Spiegel durch einen anti-Faktor-Xa-Nachweis gemessen werden sollte. Durch diese Maßnahme soll sich eine inadäquate Heparinerhöhung bei "therapeutischem" Heparinspiegel vermeiden lassen (19). Exzessiv hohe Heparin-Dosierungen führen, auch wenn die aPTT nicht entsprechend verlängert ist, zu erhöhten Blutungsrisiken (21).

Nachdem in den vergangenen 5 Jahren in einer Reihe von Studien gezeigt werden konnte, daß niedermolekulare Heparine in der Initialbehandlung von akuten tiefen Venenthrombosen genau so effektiv wie unfraktioniertes Heparin sind (13, 17, 33), können NMH zur Initialbehandlung auch bei Tumorpatienten in einer gewichtsadaptierten Dosierung bzw. nach den Richtlinien der Hersteller eingesetzt werden. Die Analyse der Daten der 405 Tumorpatienten in den drei oben aufgeführten Studien ergab, was die Studienendpunkte anbelangte, keine Unterschiede, ob nun die Patienten mit UFH unter Berücksichtigung der aPTT-Verlängerung oder mit NMH ohne Laborüberwachung behandelt wurden (20). Für den Einsatz von NMH sprechen jedoch die fehlende Notwendigkeit einer Laborüberwachung wie auch der Verzicht auf eine mehrtägige Dauerinfusion, da NMH, auch wenn sie therapeutisch dosiert werden, nur ein- bis zweimal täglich subcutan injiziert werden müssen. Dies bedeutet, daß in besonderen Fällen die Behandlung auch ambulant bzw. Zuhause eingeleitet werden kann, was für viele unserer Tumorpatienten, die heute zunehmend ambulant bzw. in Tageskliniken behandelt werden, von großem Vorteil ist und ihnen mehr Lebensqualität gibt. Behandlungsmöglichkeiten mit NMH bestehen auch grundsätzlich, wenn kleinere Lungenembolien, die nicht hämodynamisch wirksam sind, dokumentiert wurden. NMH waren im Vergleich zu UFH auch bei der Behandlung von Lungenembolien ebenbürtig (31, 33).

Die Dauer der Heparintherapie sollte im Normalfall nur 5 bis 7 Tage betragen, da die oralen Antikoagulanzien, sei es Phenprocoumon oder Warfarin, schon am Tag 1 oder 2 nach Diagnosestellung eines thromboembolischen Ereignisses eingesetzt werden sollten, so daß eine Einstellung auf eine INR zwischen 2,0 und 3,0 spätestens am Tag 7 möglich ist. Nur in solchen Fällen, in den nachfolgend noch diagnostische Eingriffe mit Entnahmen von Gewebsproben oder Operationen vorgesehen sind, sollte aus Gründen der Praktikabilität die Antikoagulation mit Heparin längerfristig fortgesetzt werden.

5.3.2. Tumorpatienten mit erhöhtem Blutungsrisiko

In Tab. 5.2 sind klinische Situationen aufgeführt, die bei konventioneller Antikoagulation ein deutlich erhöhtes Blutungsrisiko erwarten lassen. Blutungen unter oralen Antikoagulanzien hängen weitgehend von der Intensität und Dauer der Antikoagulation ab, hinzu kommen jedoch noch patientenspezifische Faktoren wie das Alter der Patienten, die Art der Erkrankung, Komorbidität sowie der zusätzliche Einsatz von Medikamenten, die zur Hemmung der Plättchenfunktion führen. Hierbei handelt es sich bei Tumorpatienten häufig um die als Schmerzmittel zur Anwendung kommenden nichtsteroidalen Antiphlogistika. In einer großen retrospektiven Analyse an Tumor- und Nicht-Tumorpatienten betrug die kumulative Rate größerer Blutungen unter Antikoagulantientherapie nach 12 Monaten 5,3 % und nach 24 Monaten 10,6 % (10). Eine Multivarianz-Analyse ergab bei Vorliegen eines Tumors ein vierfach höheres Risiko, eine Blutung zu erleiden. Eine andere Studiengruppe kam zu dem Schluß, daß ein Tumorleiden einen unabhängiger Risikofaktor von 2,5 für Blutungskomplikationen darstellte (38). Im Gegensatz zu den oben genannten Befunden fanden Prandoni et al (27) in einer prospektiven Kohortenstudie an 355 Patienten mit einem ersten thromboembolischen Ereignis während der ersten drei Monate keine signifikanten Unterschiede hinsichtlich größerer Blutungen zwischen Tumor- und nicht-Tumorpatienten. Auch Bona et al (4) konnten in einer Fallserie, in der Tumor- und Nicht-Tumorpatienten verglichen wurden, hinsichtlich Blutungskomplikationen keine Unterschiede erkennen. Sie berechneten bei den 104 Tumorpatienten das Blutungsrisiko auf 0,004 pro Patient pro Monat Behandlungsdauer. In ihrer Studie wurde erkennbar, daß Tumorpatienten eine häufigere Laborüberwachung benötigten.

In den oben aufgeführten Studien waren wahrscheinlich die Patienten, die in Tab. 5.2 als Risikopatienten aufgeführt werden, gar nicht enthalten. Ein Verzicht auf eine Antikoagulation bei Risikopatienten mit akuter Thrombose würde jedoch ein ungebremstes Thrombuswachstum nach proximal und die Entstehung von Lungenembolien begünstigen. Um dieser Gefahr entgegenzuwirken, wird man in der Akutphase auf unfraktioniertes oder niedermolekulares Heparin in einer dem Blutungsrisiko angepaßten reduzierten Dosierung zurückgreifen müssen. Die Dosierung wird hierbei im Bereich der Prophylaxe oder auch höher liegen (ca. 50 % der therapeutisch üblichen Dosierung). In bestimmten Fällen mag es auch möglich sein, kurzfristig unter engmaschiger klinischer Überwachung eine nahezu therapeutisch wirksame Dosierung des Heparins zu verabreichen. Auf Grund der Blutungsrisiken, die mit der Dauer der Behandlung zunehmen, wird jedoch der Übergang auf orale Antikoagulanzien problematisch. Daten zur Effektivität einer "very low dose warfarin"–Therapie wie im Falle der Prophylaxe (18) gibt es bei Tumorpatienten nicht. Auf Grund der Tumor-Thrombophilie ist auch nicht zu erwarten, daß eine orale Antikoagulanzientherapie mit einer INR <2 wirksam sein kann. Die Blutungsrisiken verbieten jedoch eine längerfristige orale Antikoagulanzientherapie mit einer Ziel-INR, die im Bereich von 2-3 liegt, und die außerhalb klinischer Überwachung in den meisten Fällen Zuhause durchgeführt wird. Aus diesem Grunde kam schon in der Vergangenheit als Ersatz für die oralen Antikoagulanzien eine niedrig bis mittelhoch dosierte Therapie mit UFH in einer Tagesdosis von 10.000 und 20.000 Einheiten, verteilt auf 2-3 Injektionen täglich, zur Anwendung. Seit Einführung der NMH zur Prophylaxe und Therapie thromboembolischer Erkrankungen haben diese weitgehend UFH in der Langzeittherapie von Tumorpatienten mit Blutungsrisiken auf Grund ihrer bekannten Vorteile ersetzt. Von praktischer Bedeutung für die Patienten ist hierbei die Möglichkeit mit einer einzigen subcutanen Injektion pro Tag auszukommen. In einer Reihe von Studien konnte gezeigt werden, daß NMH, langfristig verabreicht, einer Therapie mit UFH wie auch oralen Antikoagulanzien ebenbürtig waren. So verglichen Monreal et al (24) bei 40 Patienten mit Kontraindikationen gegen orale Antikoagulanzien die Gabe von 2 mal 10.000 Einheiten UFH mit der einmaligen Gabe von 5000 anti-Xa-Einheiten Dalteparin über die Dauer von 3-6 Monaten. Während es bei 2 der Patienten unter UFH zu einer Lungenembolie kam, trat bei den NMH-behandelten Patienten kein derartiges Ereignis auf. Die Zahl der Blutungskomplikationen war mit 6 bzw. 4 vergleichbar. Hingegen kam es bei 6 der UFH-behandelten Patienten aufgrund der Osteoporose-induzierenden Wirkung von UFH zu einer Wirbelkörperfraktur, was nur bei einem der mit NMH-behandelten Patienten der Fall war.

Eine Studie von Pini et al (25) verglich den Stellenwert des NMH Enoxaparin mit Warfarin zur Frage der Verhütung einer Rezidivthrombose über den Zeitraum von 3 Monaten. Initial erhielten die 187 Studienpatienten die volle therapeutische Dosis von UFH über 10 Tage. Nachfolgend wurde in randomisierter Weise eine Gruppe mit 40 mg Enoxaparin s.c. einmal täglich und die andere Gruppe mit Warfarin (Ziel-INR von 2,0-3,5) behandelt. Die mittlere INR lag bei 2,7. Nach der 3- monatigen Behandlungszeit kam es bei 6 der NMH-Patienten und bei 4 der Warfarin-Patienten zu einem Rezidiv der Thrombose. Zu Blutungen kam es bei 4 der Enoxaparin-Patienten, aber bei 12 der Warfarin-Patienten. Das et al (7) führten 2 Jahre später eine ähnliche Studie durch. Nach initialer Therapie mit UFH in therapeutischer Dosierung über 10 Tage wurden 107 Patienten in einer offenen prospektiven Studie in 2 Behandlungsarme randomisiert. Während die eine Hälfte der Patienten 5000 anti Xa-Einheiten des NMH Dalteparin erhielt, wurde die andere Hälfte standardmäßig mit Warfarin behandelt, wobei die Ziel-INR 2,0-3,0 betragen sollte. Zu Rezidiven kam es in der NMH-Gruppe bei 3 Patienten und in der Warfarin-Gruppe bei einem Patienten. Blutungen traten bei keinem Patienten in der NMH-behandelten Gruppe und bei 5 Patienten in der Warfarin-behandelten Gruppe auf. Somit konnte mit beiden Studien gezeigt werden, daß nach initial adäquater Heparinisierung niedrig dosierte NMH einer therapeutisch wirksamen oralen Antikoagulanzientherapie nahezu ebenbürtig waren, während Blutungskomplikationen unter NMH wesentlich seltener auftraten. Eine subcutane Therapie mit einem NMH kann bei gegebener Indikation auch über Wochen oder sogar Jahre durchgeführt werden. So wird in einer Publikation des Jahres 1997 von 4 Patienten mit ausgedehnten Tumor-bedingten Thrombosen berichtet, die über 5,6,26 und 27 Monate 2 mal 30 mg Enoxaparin s.c. täglich erhielten, ohne daß es im Behandlungszeitraum zu einem Rezidiv gekommen wäre (36). Auch über die Möglichkeit einer Langzeitprophylaxe und Therapie mit NMH bei Thrombosen der Venen der oberen Extremitäten nach zentralvenösen Kathetern gibt es positive Erfahrungen (23) (siehe Kap. 4.).

In einigen Hochrisikosituationen werden jedoch sogar auch NMH in prophylaktischer Dosierung kontraindiziert sein. Diese Situationen sind in Tab. 5.3 zusammen gefaßt.

- Zustand nach frischen Operationen von Hirntumoren, Hirnmetastasen oder anderen ZNS – Tumoren
- Akut blutende Tumoren im GI-Bereich (Magen, Darm)
- Akut blutende Tumoren im Urogenitalbereich (Niere, Blase, Uterus)
- Blutungen bei sehr niedrigen Thrombozyten (< 20 000/µl)
- z.B. Leukämien, nach intensiver Chemotherapie (Hochdosistherapie)

Tab. 5.3: Hochrisikosituationen mit Kontraindikationen gegenüber jeglicher antithrombotischen Therapie.

In diesen Hochrisikosituationen muß man sich unter Umständen auf alleinige physikalische Maßnahmen beschränken, wie z.B. Kompressionsverbände. Bei rezidivierenden Lungenembolien kommt dem Vena cava-Filter als einzige Behandlungsmöglichkeit eine wichtige Bedeutung zu (29).

Über die Probleme der Verschlußkrankheit der kleinen Lebervenen (VOD) nach Knochenmark- oder Stammzelltransplantation wird in Kap. 3. dieses Bands berichtet.

5.3.3. Rezidivierende Thrombosen

Patienten mit malignen Erkrankungen haben, solange die Grundkrankheit andauert, ein deutlich erhöhtes Risiko an einer Rezidivthrombose zu erkranken. In retrospektiven Studien werden bei Patienten mit unterschiedlichen Malignomen und auch Tumorstadien Rezidivraten, die zwischen 11 und 42 % liegen, angegeben (5, 20). In einer Subgruppe von 58 Patienten mit Neoplasien kam es nach Prandoni et al. (27) in den ersten 3 Monaten bei 10,3 % der Patienten zu einem Thromboserezidiv, während dies bei nicht-Tumorpatienten in 4,7 % der Fall war (p = 0,12). Unter Berücksichtigung einer therapeutischen INR lag die Rezidivrate für Tumorpatienten bei 8,6 % und für Nichttumorpatienten bei 1,3 % (p < 0,01). Eine Metaanalyse von 3 großen randomisierten Studien, in der UFH gegenüber NMH in der Akutphase verglichen wurde, ergab für die Karzinompatienten nach 3 Monaten Warfarintherapie eine Thrombose-Rezidivrate von 10 %, während bei Patienten ohne Karzinom in 4 % eine Rezidivthrombose auftrat (13, 17, 33).

Bislang gibt es keine Studien zur Frage der Dauer der Antikoagulanzien-Therapie bei Tumorpatienten. Es gibt jedoch Studien, die der Frage der notwendigen Dauer der Antikoagulanzien-Therapie nach tiefen Venenthrombosen jeglicher Ursache nachgehen. Hierbei konnte unter anderen Schulman et al (30) zeigen, daß für Patienten mit anhaltender Thrombophilie das Risiko einer Rezidivthrombose wesentlich höher als für Patienten ohne anhaltende Thrombophilie (sog. sekundäre Thrombose) war. Solche Patienten profitierten von einer 2- jährigen Antikoagulation mehr als von einer 6-monatigen Antikoagulation, wobei das Blutungsrisiko bei 2 Jahren Dauer nur gering erhöht war. So fern ein Tumor nicht kurativ behandelbar ist, wird auch die Tumor-bedingte Thrombophilie durch Freisetzung prokoagulatorischer Tumorsubstanzen, Chemotherapeutika und Immobilisation etc. anhalten. Aus diesem Grund muß für Tumorpatienten, so fern sich nicht durch die Tumorprogression neue Kontraindikationen ergeben, eine längerfristige Antikoagulation empfohlen werden.

5.4. Fibrinolytische Therapie bei Tumorpatienten?

Eine systemische fibrinolytische Therapie zur Fibrinolyse von tiefen Venenthrombosen im Oberschenkel oder Beckenbereich sollte nur bei kurativ behandelten Patienten mit guter Langzeitprognose unter Berücksichtigung der Indikationen und Kontraindikationen in Erwägung gezogen werden. Bei Patienten mit manifestem Tumorleiden ist einerseits die akute Blutungsgefahr zu berücksichtigen, anderseits sollte bedacht werden, daß viele dieser Patienten an einer unheilbaren Erkrankung leiden und wahrscheinlich den Benefit einer erfolgreichen Lyse, d.h. die Verhinderung eines postthrombotischen Syndroms, gar nicht mehr erleben.

Diese Einschränkungen gelten nicht für die akute, fulminante Lungenembolie. Auch bei einer eingeschränkten Lebenserwartung ist es zu rechtfertigen, eine lebensbedrohliche Lungenembolie durch eine einstündige hochdosierte Lysetherapie in Anlehnung an die bekannten Schemata, die beim Myokardinfarkt zur Anwendung kommen, zu therapieren (z.B. 1,5 Mio. Einheiten Streptokinase oder 100 mg rt-PA über 1 Stunde). Hierbei können sogar sog. relative Kontraindikationen in Kauf genommen werden. Diese Überlegungen gelten natürlich nicht für den terminal kranken Tumorpatienten, bei dem es nicht selten im Finalstadium zu einer Lungenembolie kommen kann.

Einen wichtigen Stellenwert in der Onkologie haben Fibrinolytika bei der möglichen Wiedereröffnung von verschlossenen zentralvenösen Kathetern oder Portsystemen. Sofern der thrombotische Verschluß dieser Verweilkatheter nicht Tage, sondern Stunden zurück liegt, ist es häufig möglich, durch die lokale Infusion von Fibrinolytika (z.B. 20.000 Einheiten Urokinase) und unter leichtem Druck eine Wiedereröffnung zu bewerkstelligen. Eine nachfolgende prophylaktische Heparinisierung mit NMH zur Vermeidung eines Re-Verschlusses ist empfehlenswert.

Literatur

1. Baron JA, Gridley G, Weiderpass E, Nyren O, Linet M. Venous thromboembolism and cancer. Lancet 1998;351:1077-1080

2. Bergqvist D, Burmark US, Flordal PA, et al. Low-molecular weight heparin started before surgery as prophylaxis against deep-vein-thrombosis: 2500 versus 5000 anti-Xa units in 2070 patients. Br J Surg 1995;82:496-501

3. Bern M, Lokich JJ, Wallach SR, et al: Very low doses of warfarin can prevent thrombosis in central venous catheders: a randomized prospective trial. Ann Int Med 1990; 112:423-428

4. Bona RD, Sivjee KY, Hickey AD, Wallace DM, Wajcs SB. The efficacy and safety of oral anticoagulation in patients with cancer. Thromb Haemost 1995; 1055-1058

5. Chan A, Woodruff PK. Complications and failure of anticoagulation therapy in the treatment of venous thromboembolism in patients with disseminated malignancy. Aust NZ J Med 1992;22:119-122

6. Clagett GP, Anderson FA Jr., Heit J, Levine MN, Wheeler HB. Prevention of venous thromboembolism. Chest 1995; 108:312-334

7. Das SK, Cohen AT, Edmondon RA, Melissari E, Kakkar VV. Low-molecular-weight heparin versus warfarin for prevention of recurrent venous thrombosis: a randomized trial. World J Surg 1996;20:521-527

8. ENOXACAN Study Group. Efficacy and safety of enoxaparin versus unfractionated heparin for prevention of deep-vein thrombosis in elective cancer surgery: A double-blind randomised multicentre trial with venographic assessment. Br J Surg 1997;84:1099-1103

9. Fisher B, Constantino J, Redmond C et al. A randomized clinical trial evaluating tamoxifen in the treatment of patients with node negative breast cancer who have estrogen receptor positive tumors. N Engl J Med 1989;320:479-484

10. Gitter MJ, Jaeger TM, Peterson TM, Gersh BJ, Silverstein MD. Bleeding and thromboembolism during anticoagulant therapy: A population-based study in Rochester, Minnesota. Mayo Clin Proc 1995;70:725-733

11. Gouin-Thibault I, Samama MM. Laboratory diagnosis of the thrombophilic state in the cancer patients. Semin Thromb Haemost 1999; 25: 167-172

12. Goodnough LT, Saito H, Manni A et al. Increased incidence of thromboembolism in stage IV breast cancer patients treated with five-drug chemotherapy regimen: a study of 159 patients. Cancer1984;54:1264-1268

13. Koopman MMW, Prandoni P, Piovella F, et al. Treatment of venous thrombosis with intravenous unfractionated heparin administered in the hospital as compared with subcutaneous low-molecular –weight heparin administered at home. N Engl J Med 1996; 334:682-687

14. Lee AYY, Levine MN. The thrombophilic state induced by therapeutic agents in the cancer patient. Semin Thromb Haemost (1999) 25:137-145

15. Leizorovicz A, Haugh MC, Chapuis FR, Samama M, Boissel JP. Low molecular weight heparin in the prevention of perioperative thrombosis. Br Med J 1992; 305:913-920

16. Levine MN, Gent M, Hirsh J, et al. The thrombogenic effect of anticancer drug therapy in women with stage II breast cancer. N Engl J Med 1988; 318:404-407

17. Levine MN, Gent M, Hirsh J et al. A comparison of low-molecular-weight heparin administered primarily at home with unfractionated heparin administered in the hospital for proximal deep –vein thrombosis. N Engl J Med 1996; 334:667-681

18. Levine MN, Hirsh J, Gent M, et al. Double-blind randomized trial of very low dose warfarin for prevention of thromboembolism in stage IV breast cancer. Lancet 1994; 343:886-889

19. Levine MN, Hirsh J, Gent M, et al. A randomized trial comparing activated partial thromboplastin time with heparin assay in patients with acute thromboembolism requiring large daily doses of heparin. Arch Intern Med 1994; 154:49-56

20. Levine MN, Lee AYY. Treatment of venous thromboembolism in cancer patients. Semin Thomb Hemost 1999; 25:245-249

21. Levine MN, Raskob GE, Landefeld S, Hirsh J. Hemorrhagic complications of anticoagulant treatment. Chest 1995;108 (Suppl):276-290

22. Mannucci PM. Markers of hypercoagulability in cancer patients. Haemostasis 1997;27 (Suppl 1): 25-31

23. Monreal M, Alastrue A, Rull M, Mira X, Muxart J, Rosell R, Abad A. Upper extremity deep venous thrombosis in cancer patients with venous access devices - prophylaxis with a low molecular weight heparin (Fragmin). Thromb Haemost 1996; 75:251-253

24. Monreal M, Lafoz E, Olice A, del Rio L, Vedia C. Comparison of subcutaneous unfractionated heparin with low molecular weight heparin (Fragmin) in patients with venous thromboembolism and contraindications to coumarin. Thromb Haemost 1994; 71:7-11

25. Pini M, Aiello S, Manotti C, Pattacini C, Quintavalla R, Poli T, Tagliaferri A, Dettori AG. Low molecular weight heparin versus warfarin in the prevention of recurrences after deep vein thrombosis. Thromb Haemost 1994; 72: 191-197

26. Pritchard KI, Paterson AH, Paul NA, et al. Increased thromboembolic complications with concurrent tamoxifen and chemotherapy in a randomised trial of adjuvant therapy for women with breast cancer. National Cancer Institute of Canada Clinical Trials Group Breast Cancer Site Group. J Clin Oncol 1996;14:2731-2737

27. Prandoni P. Antithrombotic strategies in patients with cancer. Thromb Haemost 1997; 78:141-144

28. Saphner T, Tormey DC, Gray R. Venous and arterial thrombosis in patients who received adjuvant therapy for breast cancer. J Clin Oncol 1991; 9:286-294

29. Schwarz RE, Marrero AM, Conlon KC, Burt M. Inferior vena cava filters in cancer patients: Indications and outcomes. J Clin Oncol 1996; 335:1816-1828

30. Schulman S, Granqvist S, Holmström M, et al. and the Duration of Anticoagulation Trial Study Group. The duration of oral anticoagulant therapy after a second episode of venous thromboembolism. N Engl J Med 1997;336:393-398

31. Simonneau G, Sors H, Charbonnier BA, et al. A comparison of low molecular weight heparin with unfractionated heparin in acute pulmonary embolism. N Engl J Med 1997;10;663-669

32. Sorensen HT, Mellemkjaer L, Steffensen FH, Olsen JH, Nielsen GL. The risk of diagnosis of cancer after primary deep venous thrombosis or pulmonary embolism. N Engl J Med 1998; 338:1169-1174

33. The Columbus Investigators. Low-molecular-weight heparin in the treatment of patients with venous thromboembolism. N Engl J Med 1997;337:657-662

34. Von Hugo R, Hilscher T, Graeff H. Thromboseprophylaxe bei Patienten mit gynäkologischen Tumoren während der Bestrahlungsbehandlung durch tägliche Anwendung von 12 500 IE Kalzium Heparin oder 12 500 IE halbsynthetischen Heparinanalog. In: Blümel und Haas (Hrsg.) Verh Ber 25.Tag Dt Arbg Blutger 1981 pp 407-410 Schattauer, Stuttgart

35. Von Tempelhoff GF, Dietrich M, Niemann F, et al. Blood coagulation and thrombosis in patients with ovarian malignancy. Thromb Haemost 1997; 77:456-461

36. Walsh-McMonagle D, Green D. Low-molecular-weight heparin in the management of Trousseau's syndrome. Cancer 1997;80:649-655

37. Weitz IC, Israel VK, Liebman HA. Tamoxifen-associated venous thrombosis and activated protein C resistance due to factor V Leiden. Cancer 1997; 79:2024-2027

38. Wester JPJ, deValk HW, Nieuwenhuis HK, et al. Risk factors for bleeding during treatment of acute venous thromboembolism. Thromb Haemost 1996; 76:682-688

Ausblick: Antitumoröse Effekte durch Beeinflussung der Gerinnung

6. Ausblick: Antitumoröse Effekte durch Beeinflussung der Gerinnung

6.1. Metastasierung und Hämostase

Der Zusammenhang zwischen Tumorerkrankung und Thromboseentstehung ist seit der Erstbeschreibung einer Thrombophlebitis migrans durch Trousseau (1) vor über hundert Jahren medizinisches Allgemeingut. Während man bislang jedoch die Thromboseneigung des Tumorpatienten vorwiegend als lästiges Begleitphänomen betrachtete, mehren sich in den letzten Jahrzehnten Daten, wonach die Aktivierung der Blutgerinnung durch den Tumor eine Schlüsselrolle für die Entwicklung und Metastasierung des Tumors spielt. Das Gerinnungssystem scheint nach heutigem Kenntnisstand eine essentielle Rolle im multifaktoriellen und komplexen metastatischen Prozeß zu spielen und von den Tumorzellen gezielt für deren Ausbreitung genutzt zu werden. So sind beispielsweise Fibrinablagerungen gängige histologische Begleiterscheinungen von Tumorzellen, und man weiß aus Tiermodellen, daß gerinnungshemmende Medikamente Tumorwachstum und Metastasierung beeinflussen.

Prinzipiell läuft die hämatogene Metastasierung in mehreren Schritten ab: Zunächst muß sich die Tumorzelle aus dem Zellverband lösen (Shedding) und in das versorgende Blutgefäß einwandern (Invasion), um schließlich durch hämatogenen Transport das Metastasierungsorgan zu erreichen. Um sich dort dauerhaft abzusiedeln, muß die Zelle an der Gefäßwand anhaften (Adhäsion), aus dem Gefäß auswandern (Extravasation) und dort das Gefäßwachstum (Neoangiogenese) anregen (Abb. 6.1).

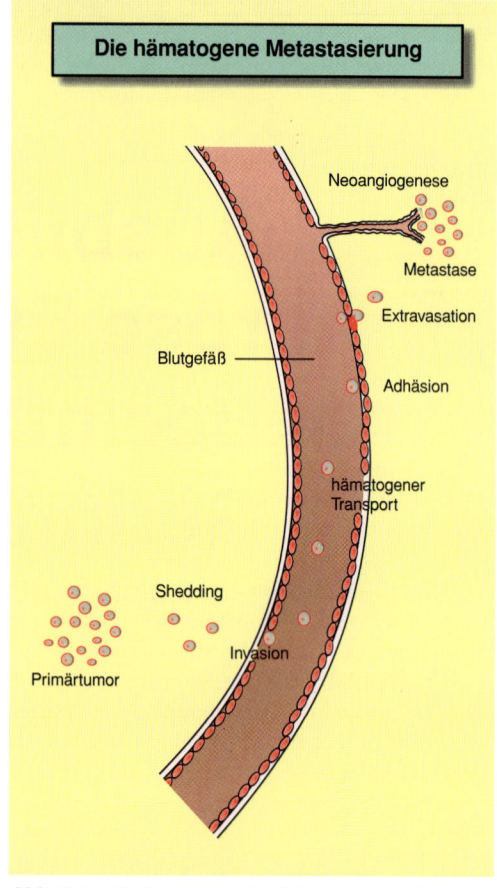

Abb. 6.1: Mechanismus der hämatogenen Metastasierung.

Von einem exakten Verständnis der komplexen Vorgänge ist man gegenwärtig noch weit entfernt. Nach heutigem Wissensstand scheint jedoch sowohl die primäre Hämostase (Thrombozyten) als auch die sekundäre Hämostase (Gerinnungskaskade) und die Fibrinolyse bei der Metastasierung beteiligt zu sein.

6.2. Primäre Hämostase und Tumorerkrankung

6.2.1. Rolle der Blutplättchen

Eine zentrale Bedeutung der Blutplättchen bei der Metastasierung ist seit über 30 Jahren bekannt (2).

Plättchen sind histologisch ein integraler Bestandteil des Mikrothrombus, der in der Adhäsion und Absiedlung von Tumorzellen eine entscheidende Rolle zu spielen scheint. Sie werden möglicherweise von malignen Zellen aktiviert, und eine tumorzellinduzierte Thrombozytenaktivierung kommt sowohl in vitro als auch in vivo vor (3).

Die plättchenaktivierende Aktivität der Tumorzellen ist assoziiert mit Zellmembranfragmenten (4) oder Plasmamembranvesikeln, die von der entarteten Zelle abgeschnürt werden (5). Die Bindung von Tumorvesikeln an Plättchen ist abhängig von einer Komplementaktivierung, die zu einer Plättchenaggregation führt, möglicherweise durch eine durch den Tumor-Thrombozytenkomplex induzierte Thrombinbildung (5). Eine erhöhte Dichte von Sialinsäureresten auf der Tumorzelloberfläche verstärkt die Plättchenaggregation (5), reduziert die Adhäsion der Tumorzellen auf der Basalmembran, prädisponiert die Tumorzellen zu erhöhter Mobilität und vermindert die Wachstumskontrolle. Andere Aktivierungswege sind möglicherweise Cystinproteinasen (7), Reduktion der NO-Produktion (8), Thrombospondinbindung (9) und Expression der Thrombozytenrezeptoren GpIb und GpIIb/IIIa auf der Tumorzelloberfläche (10). Diese führen durch Thrombozytenaktivierung in Tumorzellnähe zur Bildung eines Thrombus, der die Metastasierung zu fördern scheint.

6.2.2. Wirkung Thrombozytenblockierender Medikamente

Tatsächlich existieren experimentelle Hinweise, daß antithrombozytäre Medikamente - unabhängig von der Beeinflussung von Fibrinbildung und -auflösung - von Vorteil in der Vorbeugung von Metastasen sein könnten. Dies konnte zumindest in Tierexperimenten nachgewiesen werden für Azetylsalizylsäure (11), Prostazyklin (12) und Dipyridamol (13). Die Kalziumantagonisten Nimodipin und Nifedipin reduzieren experimentelle Lungenmetastasen, anscheinend durch Hemmung der Tumorzell - Thrombozyten - Endothelzell-Interaktion (14). Ticlopidin hemmt in vitro den thrombogenen Effekt humaner Neuroblastom-Zellinien (15) und könnte daher nützlich sein in der Blockade des Einflusses von Thrombozyten auf die Metastasenbildung. Klinische Daten zur Wirksamkeit von thrombozytenblockierenden Substanzen fehlen jedoch bislang. Ausnahme bildet lediglich Azetylsalizylsäure, die einen tumorhemmenden Effekt auf die Entwicklung von kolorektalen Karzinomen zu haben scheint. Dieser erfolgt jedoch nach heutigem Wissensstand ausschließlich über die Hemmung der tumorzellproliferierend wirkenden Prostaglandinsynthese und scheint nicht in Zusammenhang mit der Thrombozytenblockade zu stehen.

6.3. Sekundäre Hämostase und Tumorerkrankung

6.3.1. Rolle der Gerinnungskaskade

Fibrin ist ein früher und beständiger Bestandteil von Tumorzellstroma (16). Es lagert sich innerhalb weniger Stunden nach Tumorimplantation an der Tumor-Wirt-Grenze ab und ist während der gesamten Lebenszeit des Tumors nachweisbar. Diese extravasale Fibrinbildung dürfte auch für die erhöhten Spiegel von Fibrinopeptid A (FPA) verantwortlich sein (17), die bei Tumorpatienten gefunden werden und die sich durch das im Vergleich zu Heparin besser gewebegängige Warfarin auch senken lassen (18).

Welche Rolle die Fibrinablagerungen bei der Tumorentwicklung und -metastasierung spielen und wie sie diese fördern, ist zur Zeit noch strittig. Klar ist, daß das für die Metastasierung zunächst erforderliche Abschilfern von Zellen aus dem Primärtumor durch Fibrin eher erschwert wird. Dementsprechend fördert auch eine fibrinolytische Behandlung dieses sogenannte "Shedding" (19). Auf der anderen Seite scheint Fibrin essentiell für die Absiedlung hämatogener Metastasen zu sein: Der Nachweis zirkulierender Tumorzellen allein ist noch nicht gleichbedeutend mit Metastasierung. Damit sich maligne Zellen an der Gefäßwand absiedeln können, müssen sie adhäsiv sein. Fibrin scheint hier quasi als Klebstoff zu wirken und die Anhaftung der Tumorzellen an das Endothel und die nachfolgende Entwicklung einer Metastase zu fördern (11).

Die Fibrinbildung scheint dabei direkt von den malignen Zellen ausgelöst zu sein: Tumorzellen exprimieren eine deutlich erhöhte Menge an Tissue factor (TF, Gewebsthromboplastin) (20), das zum Teil in löslicher Form abgegeben wird (21), zum

Teil auch an der Oberfläche von in größerer Menge durch Tumorzellen freigesetzten Plasmamembranvesikeln vorkommt (22). Diese Vesikel fördern überdies durch ihre große Phospholipidoberfläche die Entstehung des Prothrombinkomplexes. Möglicherweise existiert auch ein alternativer direkter Aktivierungsweg über Faktor X durch das sogenannte cancer procoagulant (CP), das in mehreren Kultursystemen nachgewiesen werden konnte (23,24).

Der tumorfördernde Einfluß der Gerinnungskaskade beruht möglicherweise nicht allein auf der Bildung von Fibrin, sondern auch auf der Aktivierung von Thrombin. Dieses Enzym vermag über den mittlerweile gut definierten Thrombinrezeptor (40) direkte wachstumsfördernde Effekte auf Tumorzellen auszuüben (25). Die Blockade der Thrombinentstehung durch antikoagulatorisch wirksame Medikamente wie Warfarin oder Heparin scheint daher einen über die Gerinnungshemmung hinausgehenden Effekt zu haben, der Ansatzpunkt für neue Therapiekonzepte sein könnte.

6.3.2. Wirkung oraler Antikoagulantien

Ein Effekt von Cumarinen auf die Metastasierung ist schon längere Zeit bekannt (26). Frühe Arbeiten postulierten, daß dieser Effekt auf eine reduzierte Adhäsion zurückzuführen ist. Es konnte jedoch mittlerweile nachgewiesen werden, daß sich Tumorzellen unabhängig von Antikoagulantien in Organen ablagern können (27,28). Daher wird nun vermutet, daß nicht die initiale Ablagerung, sondern das nachfolgende, offensichtlich von Fibrinablagerung abhängige Wachstum durch Antikoagulantien beeinflußt wird.

Im Experiment werden Tumorzellen nach intravenöser Applikation zunächst in der Lungenstrombahn deponiert. Dieser Prozeß ist nicht durch orale Antikoagulantien beeinflußbar, allerdings werden Tumorzellen bei antikoagulierten Tieren schneller aus der Lungenstrombahn entfernt (28). Phenprocoumon inhibiert signifikant das primäre Wachstum von 3LL-Karzinomzellen und reduziert dadurch die Anzahl spontaner Lungenmetastasen (29). Ein diätetischer Vitamin K-Mangel hat eine ähnliche, wenn auch nicht so ausgeprägte Wirkung (30).

Das primäre Tumorzellwachstum und die spontanen Lungenmetastasen waren in einer Studie nicht durch das nicht antikoagulatorisch wirksame S-Enantiomer des Warfarins beeinflußbar, sondern nur durch das gerinnungshemmende R-Enantiomer (31). In einer anderen Studie beeinflußte allerdings die gleichzeitige Gabe von Gerinnungsfaktoren und Warfarin die Effizienz von Warfarin nicht (32). Es bleibt daher nach wie vor unklar, ob der antitumoröse Effekt der oralen Antikoagulantien über den Vitamin K-Mangel erfolgt oder über den antikoagulatorischen Effekt. Die bisherigen in-vitro-Daten müssen vorsichtig interpretiert werden, da sie zweifellos vom verwendeten Experimentalsystem abhängig sind.

Die ermutigenden laborexperimentellen Daten initiierten auch klinische Studien bei Patienten mit Malignomen. Die gleichzeitige Applikation von Warfarin scheint die Wirkung der Chemotherapie bei einigen Patienten zu verbessern und außerdem in der Remissionserhaltung wirksam zu sein (33). Warfarin senkte in einer Studie von Thornes (34) die Mortalität und verlängerte das Überleben im Vergleich zu Patienten ohne Warfarin bei malignen Melanomen nach chirurgischer Resektion (34). In einer Studie von Chlebowski (35) verbesserte Warfarin das Überleben nach dem Rezidiv eines Kolonkarzinoms, während in einer großen Studie von Zacharski (36) Warfarin das Disease-free Survival und das Overall-Survival bei kleinzelligem Bronchialkarzinom verlängerte, nicht dagegen bei nicht-kleinzelligem Bronchialkarzinom, HNO-Tumoren, Prostatatumoren und Kolonkarzinomen. Eine Analyse (37) von 683 Patienten mit oraler Antikoagulation wegen kardialer Probleme ergab eine höhere Tumorrate in der Kontrollgruppe als in der Personengruppe mit oraler Antikoagulation. Diese Ergebnisse stützen die Hypothese, daß orale Antikoagulantien die Tumorentwicklung und -progression zumindest bei einigen Tumorarten behindern.

6.3.3. Wirkung von Heparinen

Seit Jahren weiß man, daß Heparin in vitro einen Antitumor-Effekt hat (38), der sowohl einer unspezifischen Immunmodulation als auch der gerinnungshemmenden Wirkung zugeschrieben wurde (39). Dabei scheint die Hemmung von Thrombin eine entscheidende Rolle zu spielen (40), da dieses Enzym multiple biologische Effekte hat. Allerdings sind die Ergebnisse in Experimentalmodellen nicht ohne Widerspruch (41). Überdies ist möglicherweise eine Reihe anderer Effekte der Polysaccharidstruktur wie die Hemmung der Tumorzell-Matrix-Interaktion (42) oder die Angiogeneseinhibition (43) von Bedeutung.

Es wurde daher eine Reihe von Studien initiiert, die den klinischen Effekt von Heparin auf Metastasierung und Überleben bei Malignompatienten prüften. In einer großen Multizenterstudie bei Patienten mit kleinzelligem Bronchialkarzinom (n = 277) verbesserte subkutanes unfraktioniertes Heparin (UFH) die Ansprechrate (37 % vs. 23 %) und verlängerte das Überleben (317 vs. 261 Tage) (44), allerdings erreichte die odds-ratio kein statistisches Signifikanzniveau. Im Gegensatz dazu fanden zwei weitere randomisierte Studien an Patienten mit Kolonkarzinom, daß die einwöchige intraportale Applikation von unfraktioniertem Heparin die Prognose der Patienten signifikant verschlechterte (45,46). Weiter kompliziert wird die Datenlage durch vier Analysen, nach deren Ergebnissen die perioperative Heparinprophylaxe das 5-Jahres-Überleben bei Patienten bei kolorektalen Karzinomen und kurativer Resektion verbesserte (47-50), allerdings sind die Ergebnisse retrospektiv nicht-randomisiert gewonnen und daher schwierig zu interpretieren. Eine kürzlich publizierte Metaanalyse (51) kam daher zu dem Ergebnis, daß unfraktioniertes Heparin nach derzeitiger Datenlage weder tumorfördernde Effekte noch tumorhemmende Effekte hat, wobei zugegeben werden muß, daß die Ergebnisse der Studien durch die Unterschiede in Tumorentität und Studiendesign schwer vergleichbar sind.

Eine vielversprechende tumorhemmende Wirksamkeit scheinen nach heutigem Kenntnisstand die niedermolekularen Heparine zu besitzen: Retrospektive Analysen von randomisierten Studien, die unfraktioniertes (UFH) und niedermolekulares Heparin (LMWH) in der Behandlung tiefer Beinvenenthrombosen vergleichen, zeigen eine ausgeprägte, bis zu 50 %ige Mortalitätsreduktion (3-Monats-Überleben) bei mit LMWH behandelten Tumorpatienten, die nicht auf die Thromboseprävention allein zurückzuführen ist (52-54). Nach dem derzeitigen Wissensstand scheint dies unabhängig von der Tumorart zu gelten. Dies wurde zum Anlaß genommen, in prospektiven Studien LMWH als Adjuvans bei Malignompatienten zu untersuchen. Das Ergebnis dieser vielversprechenden Studien steht gegenwärtig noch aus und wird mit Spannung erwartet. Da sich UFH und LMWH in ihren pharmakokinetischen und pharmakodynamischen Effekten ganz wesentlich voneinander unterscheiden, ist eine verbesserte Antitumor-Wirksamkeit von LMWH durchaus plausibel (55).

6.4. Fibrinolyse

6.4.1. Rolle der Fibrinolyse bei der Tumorentwicklung

Plasmin, das zentrale Enzym der Fibrinolyse, ist proteolytisch wirksam und vermag Elemente der extrazellulären Matrix abzubauen und so die Metastasierung zu fördern. Tatsächlich zeigen frühe Arbeiten, daß Tumorgewebe eine höhere fibrinolytische Potenz hat als normales Gewebe (56). Diese fibrinolytische Aktivität wird vorwiegend durch u-PA (Urokinase-Plasminogen-Aktivator) verursacht, wie sowohl für kolorektale Karzinome als auch für Mammakarzinome und andere Karzinomarten gezeigt werden konnte (57-60). Für Mammakarzinomzellen konnte belegt werden, daß sie den u-PA-Rezeptor (uPAR) an der Oberfläche überexprimieren (51,52). Dieser und die damit verbundene erhöhte fibrinolytische Aktivität sind ein direktes Maß für die Tumoraggressivität und können als unabhängiger Risikofaktor neben Tumorgröße, Lymphknotenstatus und Hormonrezeptorexpression angesehen werden (53,54). Möglicherweise aktiviert uPA zusätzlich zur Fibrinolyse auch die Angiogenese (55) und proteolytische Metalloproteinasen (56), so daß dadurch ein weiterer Selektionsvorteil für die Tumorzellen entsteht.

Die wichtige Rolle der Fibrinolyse in der Tumormetastasierung wird überdies durch Daten über die beiden Plasminogenaktivator-Inhibitoren PAI-1 und PAI-2 gezeigt: Niedrige PAI-1-Spiegel im Tumor korrelieren mit einem erhöhten Metastasierungspotential bei Mammakarzinom (57). Entsprechend reduziert eine erhöhte PAI-2-Expression die Metastasierung und geht mit einem günstigeren Überleben einher (58).

6.4.2. Wirkung von Antifibrinolytika

Seit der Erkenntnis, daß die Fibrinolyse möglicherweise das Tumorwachstum beeinflußt, haben zahlreiche Studien den Effekt einer antifibrinolytischen Therapie auf verschiedene Tumorentitäten untersucht.

Der Effekt des Serinprotease-Inhibitors Aprotinin ist in Experimentalmodellen mit 3LL-Zellen sehr widersprüchlich (69-71). Hypothetisch wurde daher postuliert, daß der Nettoeffekt der Antifibrinolyse Ergebnis zweier widersprüchlicher Effekte ist (72): Wenn die Fibrinolyse das Abschilfern von Tumorzellen aus dem Primärtumor fördert, senkt die Antifibrinolyse das Metastasierungsrisiko. Falls allerdings zirkulierende Plasminogenaktivatoren mit der Zellhaftung und Extravasation interferieren, fördern Antifibrinolytika die Metastasierung. Welcher der beiden Mechanismen dominiert, ist gegenwärtig unklar, es wird jedoch vermutet, daß die experimentellen Beobachtungen Unterschiede zwischen den verwendeten Experimentalmodellen reflektieren.

Die Ergebnisse von Antifibrinolytika wie ε-Aminokapronsäure oder Tranexamsäure in Experimentalmodellen sind konsistenter: Nach Injektion von Tumorzellen erhöhen beide Medikamente die Absiedlung von Lungenmetastasen (73). Dies unterstützt das Konzept, daß Fibrin zur Tumorzellabsiedlung maligner Zellen beiträgt. Auf der anderen Seite reduzierte Tranexamsäure die Entstehung spontaner Metastasen nach Tumorimplantation (74,75). Dies legt nahe, daß Tranexamsäure die lokale Fibrinolyse blockiert, dadurch das Auswandern von Tumorzellen in die Zirkulation behindert und Spontanmetastasen verhütet. Passend dazu verstärkt die parallele Gabe von Urokinase signifikant die Entstehung von Lungenmetastasen (74), offensichtlich durch Auflösung von Fibringerinseln um den primären Tumorherd herum.

Ein klinischer Einsatz von Antifibrinolytika zur Behandlung tumorkranker Patienten ist bislang nicht erfolgt und dürfte wegen des thrombosefördernden Effektes dieser Medikamente auch schwierig sein.

6.5. Ausblick

Die Veränderungen der Hämostase bei tumorkranken Patienten sind nach neueren Erkenntnissen zweifellos kein Epiphänomen, sondern wesentlicher Baustein in der Tumorentwicklung und -metastasierung. Von einem exakten Verständnis der komplexen Vorgänge und einer gezielten Beeinflussung der malignen Erkrankung durch gerinnungshemmende Medikamente ist man gegenwärtig jedoch noch weit entfernt. Auch wenn gegenwärtig die Datenlage noch sehr widersprüchlich ist, besteht jedoch konkrete Hoffnung, durch geschickte Kombination von Antikoagulantien, Thrombozytenaggregationshemmern und Antifibrinolytika den tumorfördernden Effekt der Gerinnungsaktivierung blockieren, dadurch die Tumorprogression verlangsamen und die Überlebenszeit des Patienten verlängern zu können.

Literatur

1. Trousseau A. Phlegmasia alba dolens. In: Anonymous. Clinique Medicale de l'Hotel de Paris. The New Sydenham Society, London 1865;3:94-96

2. Gasic GJ, Gasic TB, Stewart CC. Antimetastatic effect associated with platelet reduction. Proc Natl Acad Sci USA 1968;61:46-52

3. Gasic GJ, Gasic TB, Galanti N, Johnson T, Murphy S. Platelet-tumor cell interactions in mice. The role of platelets in the spread of malignant disease. Int J Cancer 1973;11:704-718

4. Hara Y, Steiner M, Baldini MG. Characterisation of the platelet-aggregating activity of tumor cells. Cancer Res 1980:40;1217-1222

5. Gasic GJ, Gasic TB, Stewart GJ. Mechanisms of platelet aggregation by murine tumor cell spheroids, In: Honn KV, Sloane BF (eds). Hemostatic mechanisms and metastasis, Martinus Nijhoff Publishing, Boston 1984:127-138

6. Ferroni P, Lenti L, Guadagni F et al. Possible involvement of tumour cell membrane gangliosides in platelet-tumour cell interactions. Eur J Cancer [A] 1995;31A:79-84

7. Grignani G, Pacchiarini L, Ricetti MM, et al. Mechanisms of platelet activation by cultured human cancer cells and cells freshly isolated from tumor tissues. Invasion Metastasis 1989;9:298-309

8. Radomski MW, Jenkins DC, Holmes L, Moncada D. Human colorectal adenocarcinoma cells – differential nitric oxide synthesis determines their ability to aggregate platelets. Cancer Res 1991;51:6073-6078

9. Walz DA. Thrombospondin as a mediator of cancer cell adhesion in metastasis. Cancer Metastasis Rev 1992;11:313-324

10. Oleksowicz L, Mrowiec Z, Schwartz E, Khorshidi M, Durcher JP, Puszkin E. Characterisation of tumor-induced platelet aggregation: The role of immunorelated GpIb and GpIIb/IIIa expression by MCF-7 breast cancer cells. Thromb Res 1995;79:261-274

11. Gastpar H. Stickiness of platelets and tumor cells influences by drugs. Thromb Diath Haemorrh 1970;42:291

12. Honn KV, Meyer J. Thromboxanes and prostacyclin: Positive and negative modulators of tumor growth. Biochem Biophys Res Commun 1981;102:1122-1129

13. Gastpar H, Ambrus JL, van Eimeren W. Experimental and clinical experience with pyrimido-pyrimidine derivatives in the inhibition of malignant metastasis formation. In Honn KV, Sloane BF (eds.). Hemostatic Mechanisms and Metastasis. Boston, Martinus Nijhoff: 1984;393-408

14. Honn KV, Onanda JM, Pampalona K, et al. Inhibition by dihydropyridine class calcium channel blockers of tumor cell-platelet-endothelial interactions in vivo and in vitro. Biochem Pharmacol 1985;34:235-241

15. Bastida E, Escolarr G, Almirall L, Ordinas A. Platelet activation induced by a human neuroblastoma tumor cell line is reduced by prior adminsitration of ticlopidine. Thromb Haemost 1986;55:333-337

16. Dvorak HF, Orenstein NS, Carvalho AC. Induction of a fibrin-gel investment: An early event in line 10 hepatocarcinoma growth mediated by tumor-secreted products. J Immunol 1979;122: 166-174

17. Francis JL, Biggerstaff J, Amirkhosravi A. Hemostasis and malignancy. Sem Thromb Hemost 1998; 24: 93-109

18. Rickles FR, Edwards RL, Barb C, Cronlund M. Abnormalities of blood coagulation in patients with cancer. Fibrinopeptide A generation and tumor growth. Cancer 1983;51:301-307

19. McKinna JA, Rowbotham HD. Experimental studies of factors causing blood borne dissemination in cancer of the colon and rectum. Proc Roy Soc Med 1971;64:596-570

20. O'Meara RAQ. Coagulative properties of cancers. Irish Med J 1958;394:474-479

21. Cajot J, Kruithof EKO, Schleuning W, Sordat B, Bachmann F. Plasminogen activators, plasminogen activator inhibitors and procoagulant analysed in twenty human tumor cell lines. Int J Cancer 1986;38:719-727

22. Dvorak HF, van de Water L, Bitzer AM. Procoagulant activity associated with plasma membrane vesicles shed by cultured tumor cells. Cancer Res 1983;43:4334-4342

23. Gordon SG, Franks JJ, Lewis B. Cancer procoagulant: A factor X-activating procoagulant from malignant tissue. Thromb Res 1975;6:127-137

24. Gordon SG, Cross BA. A factor X-activating cysteine protease from malignant tissue. J Clin Invest 1981;67:1665-1671

25. Nierodzik ML, Bain RM, Liu LX, Shivji M, Takehita K, Karpatkin S. Presence of the seven transmembrane thrombin receptor on human tumour cells: Effect of activation on tumour adhesion to platelets and tumor tyrosine phosphorylation. Br J Haematol 1996;92:452-457

26. Orme S, Ketcham AS. The effect of prolonged anticoagulation on spontaneous metastasis. Surg Forum 1967;18:84-85

27. Fisher B. Fisher ER. Anticoagulants and tumor cell lodgement. Cancer Res 1967;27:421-425

28. Amirkhosravi M, Francis JL. Coagulation activation by MC28 fibrosarcoma cells facilitates lung tumor formation. Thromb Haemost 1995;73:59-65

29. Hilgard P, Schulte H, Wetzig G, Schmitt G, Schmidt CG. Oral anticoagulation in the treatment of a spontaneously metastasising murine tumor (3LL). Br J Cancer 1977;35:78-85

30. Hilgard P. Experimental vitamin K deficiency and spontaneous metastases. Br J Cancer 1977;35:891–897

31. Poggi A, Mussoni L, Kornblihtt L, Ballabio E, de Gaetano G, Donati MB. Warfarin enantiomers, anticoagulation, and experimental tumour metastasis. Lancet 1978:163-164

32. Hilgard P, Maat B. Mechanism of lung tumour colony reduction caused by coumarin anticoagulation. Eur J Cancer 1979;15: 183-187

33. Thornes RD. Anticoagulant therapy in patients with cancer. J Irish Med Assoc 1969; 62:426

34. Thornes RD. Fibrin and cancer. Br Med J 1972; 1: 110-111

35. Chlebowski RT, Gota CH, Chan KK, Weiner JM, Block JB, Bateman JR. Clinical and pharmacokinetic effects of combined warfarin and 5-fluorouracil in advanced colon cancer. Cancer Res 1982; 42: 4827-4830

36. Zacharski LR, Henderson WG, Rickles VR, et al. Effect of warfarin anticoagulation on survival in carcinoma of the lung, colon, head and neck, and prostate. Final report of VA cooperative study #75. Cancer 1984:53:2046-2052

37. Carpi A, Sagripanti A, Poddighe R. Gherarducci G, Nicolini A. Cancer incidence and mortality in patients with heart disease. Effect of oral anticoagulant therapy. Am J Clin Oncol 1995; 18: 15-18

38. Kiricuta I, Todorutiu C, Muresian T, Risca R. Prophylaxis of metastases formation by unspecific immunologic stimulation associated with heparin therapy. Cancer 1973; 31: 1392-1396

39. Eichbaum FW. Anticoagulants and cancer. A review. Rev Bras Pesqui Med Biol 1975; 8:489-496

40. Walz DA, Fenton JW. The role of thrombin in tumor cell metastasis. Invasion Metastasis 1994: 14:303–308

41. Gasic GJ. Thromhin inhihitors promote metastasis. Period Biol 1991;93:633-640

42. Antachopoulos CT, Iliopoulos DC, Gagos S, et al. In vitro effects of heparin on SW480 tumor cell-matrix interaction. Anticancer Res 1995;15:1411-1416

43. Folkman J, Langer R, Linhardt RJ, Haudenschild C, Taylor S. Angiogenesis inhibition and tumor regression caused by heparin or a heparin fragment in the presence of cortisone. Science 1983;221:719-725

44. Lebeau B, Chastang C, Brechot JM, et al.Subcutaneous heparin treatment increases survival in small cell lung cancer. "Petites cellules" group. Cancer 1994:74:38-45

45. Nitti D, Wils J, Sahmoud T, Curran D, Couvreur ML, Lise M, Rauschecker H, Guimaraes dos Santos J, Stremmel W, Roelofsen F. Final results of a phase III clinical trial on adjuvant intraportal infusion with heparin and 5-FU in resectable colon cancer. Eur J Cancer 1997; 33:1209-1215

46. Fielding LP, Hittinger R, Grace RH, Fry JS. Randomized controlled trial of adjuvant chemotherapy by portal-vein perfusion after curative resection for colorectal adenocarcinoma. Lancet 1992;340:502-506

47. Kingston RD, Fielding JW, Paimer MK. Perioperative heparin: A possible adjuvant to surgery in colorectal cancer? Int J Colorectal Dis 1993;8: 111-115

48. Kohunna FH, Sweeney J, Hussey S, Zacharski LR, Salzman EW. Effect of perioperative low-dose heparin administration on the course of colon cancer. Surgery 1983; 93: 433-438

49. Kakkar AK, Hedges AR, Williamson RCN, Kakkar VV. Perioperative heparin therapy inhibits late death from metastatic cancer. Int J Oncol 1995; 6: 885-888

50. Törngren S. Rieger A. The influence of heparin and curable resection on the survival of colorectal cancer. Acta Chir Scand 1983; 149: 427-429

51. Smornbur S, Hettiarachchi RJK, Vink R, Büller HR. The effects of unfractionated heparin on survival in patients with malignancy - a systematic review. Thromb Haemost 1999;82,1600-1604

52. Hirsh J, Siragusa S, Cosmi B, Ginsberg JS. Low molecular heparins (LMWH) in the treatment of patients with acute venous thromboembolism. Thromb Haemost 1995; 74: 360-366

53. Siragusa S, Cosmi B, Piovella F, Hirsh J, Ginsberg JS. Low-molecular-weight heparins and unfractionated heparin in the treatment of patients with acute venous thromboembolism: results of a meta-analysis. Am J Med 1996; 100: 269-177

54. Kakkar AK, Williamson RC. Thromboprophylaxis in the cancer patient. Haemostasis 1998: 28S:61-5

55. Zacharski LR, Ornstein DL. Heparin and cancer. Thromb Haemost 1998;80:10-23

56. Szczepanski M, Lucer C, Zawadski J, Tolloczko T. Procoagulant and fibrinolytic activities of gastric and colorectal cancer. Int J Cancer 1982;30:329-333

57. Corasanti JG, Celik C, Camiolo SM. Plasminogen activator content of human colon tumours and normal mucosae: separation of enzymes and partial purification. J Natl Cancer Inst 1980;65:345-351

58. Åstedt B, Holmberg L. Immunological identity of urokinase and ovarian carcinoma plasminogen activator released in tissue culture. Nature 1976;2561:595-597

59. Barlow GH, Firestone SL, Robbins KC. Identification of the plasminogen activators produced by the transformed liver cell line SK-HEP-1. Thromb Res 1983;32:29-34

60. Hayashi S, Yamada K. Urokinase-type plasminogen activator in ascites obtained from the patients with mammary cancer. Thromb Res 1985;38:459-467

61. Del Vecchio S, Stoppelli MP, Carriero MV. Human urokinase receptor concentration in malignant and benign breast tumors by in vitro quantitative autoradiography: Comparison with urokinase levels. Cancer Res 1993:53:3198-3206

62. Bianchi E, Cuhen RL, Thor AT. The urokinase receptor is expressed in invasive breast cancer but not in normal breast tissue. Cancer Res 1994;54:861-866

63. Xing RH. Rabbani SA. Overexpression of urokinase receptor in breast cancer cells results in increased tumor invasion, growth and metastasis. Int J Cancer 1996:67:423-429

64. Duggan C, Maguire T, McDerrnott E, O'Higgins V, Fennelly JJ, Duffy MJ. Urokinase plasminogen activator and urokinase plasminogen activator receptor in breast cancer. Int J Cancer 1995;61:597-600

65. Goldfarb RH, Ziche M, Murano G, Liotta LA. Plasminogen activators (urokinase) mediate neovascularisation: Possible role in tumor angiogenesis. Semin Thromb Hemostas 1986:12: 337-338

66. Schultz RM, Yu H, Zhang JY. The role of urokinase and urokinase inhibitor in tumour cell metastasis. Fibrinolysis 1992:6: 21-29

67. Foekens JA, Schmitt M, van Putten WL. Plasminogen activator inhibitor-I and prognosis in primary breast cancer. J Clin Oncol 1994;12:1648-1658

68. Klijn JG, Grondahl-Hansen J, Schmitt M. The predictive value of the urokinase system with respect to response to tamoxifen therapy in recurrent breast cancer. Proc Am Soc Clin Oncol 1995: 14:A72(Abst)

69. Giraidi T, Kopitar M, Sava G. Antimetastatic effects of a leukocyte intracellular inhibitor of neutral proteases. Cancer Res 1977:37:3834-3835

70. Turner GA, Weiß L. Analysis of aprotinin-induced enhancement of metastasis of Lewis lung tumors in mice. Cancer Res 1981;41:2576-2580

71. Bailey IS, Loizidou M, Hind R, Francis JL. The effect of aprotinin on metastatic tumour cell implantation and growth. Thromb Haemost 1991;65:1051 (Abst)

72. Markus G. The role of hemostasis and fibrinolysis in the metastatic spread of cancer. Semin Thromb Hemost 1984; 10:61-70

73. Cliffton EE, Agostino D. Factors affecting the development of metastatic cancer. Cancer 1962: 15:276 – 283

74. Tanaka N, Ogawa H, Tanaka K. Kinjo M, Kohga S. Effects of tranexamic acid and urokinase on hematogenous metastases of Lewis lung carcinoma in mice. Invasion Metastasis 1981; 1: 149-157

75. Tanaka N, Ogawa H. Kinjo M, Kohga S, Tanaka K. Ultrastructural study of the effects of tranexamic acid and urokinase on metastasis of Lewis lung carcinoma. Br J Cancer 1982;46: 428-435

Index

Index

A
Adhäsion 58
Adhäsionskaskade 16
ε-Aminokapronsäure 62
Antifibrinolytika 62
Antikoagulantien, orale 20, 60
Antiphospholipidsyndrom 26
Aprotinin 62
Azetylsalizylsäure 59

B
Blutplättchen 58
Blutungsrisiko, erhöhtes 52
Bronchialkarzinom 13, 17, 20

C
Cancer-Prokoagulantien 13
Chemotherapie 17, 40, 49, 50
Cumarine 60
Cytokine 14

D
Dauerkatheter, intravenöse 42
Dipyridamol 59

E
Endothelaktivierung 14
Exsiccose 12
Extravasation 58

F
Fibrin 16
Fibrinogenerhöhung 12
Fibrinolyse 19, 26, 55, 61
Fibrinolytisches System 15

G
Gerinnungsaktivierung 13, 14
Gerinnungsfaktoren 25
Gerinnungsinhibitoren 14, 26
Gerinnungskaskade 60

H
Hämatogene Metastasierung 58
Hämostaseparameter 24
    Gerinnungsfaktoren 25
    Thrombozyten 24
Heparin 19, 20, 48, 49, 52, 60
Herzinsuffizienz 12
Hormontherapie 50
Hyperkoagulabilität 49

I
Immobilisation 12

K
Katheter, intravenöse 42
Katheter-assoziierte Thromben 43
Katheter-assoziierte Thrombosen 17

Kolonkarzinom 13, 17

L
Laborveränderungen 24, 27
Lyse 55

M
Magenkarzinom 17
Maligne Erkrankungen
    Antiphospholipidsyndrom 26
    Bronchialkarzinom 17
    Cancer-Prokoagulantien 13
    Chemotherapie 43
    Disseminierte intravasale Koagulopathie (DIC) 25
    Endothelaktivierung 14
    Fibrinolytisches System 15
    Gerinnungsaktivierung 13
    Gerinnungshemmende Therapie 20
    Gerinnungsinhibitoren 14
    Gerinnungsveränderungen 16
    Hämostaseparameter 24
    Kolonkarzinom 17
    Labor 24
    Magenkarzinom 17
    Metastasierung 16
    Pankreaskarzinom 17
    Portsysteme 40
    Prostatakarzinom 17
    Rezidivthrombose 54
    Thromboembolische Komplikationen 17
    Thrombogenes Risiko 41
    Thromboseformen 17
    Thromboseinzidenz 41
    Thromboseneigung 12
    Thromboserisiko 12
    Thrombozyten 15
    VOD 30
Mammakarzinom 13, 17, 50
Medikamente, venotoxische 42
Melanom 13
Metastasierung 16, 58

N
Neoangiogenese 58
Niedermolekulare Heparine 48, 49, 52, 61
Nierenzellkarzinom 13
Nifedipin 59
Nimodipin 59

O
Operation 12, 17, 42, 48

P
Pankreaskarzinom 17
Paraproteine 12
Pathophysiologie 12
Phenprocoumon 60
Plasminogenaktivatorinhibitor (PAI-1) 15
Polychemotherapie 17

Polyglobulie 12
Portsysteme 40
    Befunde 42
    Chemotherapie 43
    Heparine 43
Prokoagulatorisches Potential 13
Prostatakarzinom 17
Prostazyklin 59
Protein C 15
Protein S 15

R
Rezidivthrombose 54

S
Shedding 58, 59
Stase 12
Strahlentherapie 51

T
Therapie, antithrombotische 51
    Blutungsrisiko, erhöhtes 52
    Fibrinolytika 55
    Heparin 49
    Kontraindikationen 54
    Rezidivthrombose 54
Thrombin 15, 16
Thromboembolie, akute 51
Thromboembolische Komplikationen 17
    Akutbehandlung 19
    Häufigkeit 17
    Langzeitbehandlung 20
    Mammakarzinom 50
    Strahlentherapie 51
    Therapie 19, 51
    Thromboseformen 18
    Tumorerkrankungen 18
    Tumor-Screening 18
Thrombophilie 54
Thromboseinzidenz 41
Thromboseneigung 12
Thromboseprophylaxe 48
    Chemotherapie 49
    Hochrisiko-Gruppe 49
    Hormone 49
    Niedermolekulare Heparine 43
    Operative Eingriffe 48
    Portsysteme 40
    Strahlentherapie 49, 51
    Wachstumsfaktoren 49
Thromboserisiko ....
    Allgemeine Risikofaktoren 12
    Chemotherapie 17
    Endothelaktivierung 14
    Erhöhtes prokoagulatorisches Potential 13
    Gerinnungsaktivierung 13
    Mammakarzinom 17
    Pathophysiologie 12
    Perioperatives 17, 48
    Radiotherapie 17
    Zentralvenöser Zugang 17
Thrombozyten 15, 41
Thrombozytenaktivierung 16

Thrombozytopenie 24
Thrombozytose 24, 41
Ticlopidin 59
tissue-Plasminogenaktivator (t-PA) 15
Tranexamsäure 62
Trousseau 12, 41, 58
Trousseau´sches Syndrom 12
Tumor-Screening 18

U
Unfraktioniertes Heparin 49
urokinase-type Plasminogenaktivator (u-PA) 15

V
Veno-occlusive disease (VOD) 30
    Biopsie 34
    Definition 30, 31
    Diagnose 33
    Differentialdiagnose 33
    Klinik 33
    Laborparameter 34
    Pathophysiologie 31
    Prophylaxe 35
    Risikofaktoren 32
    Schweregrade 30
    Sonographie 34
    Therapie 35
Virchow 40
Virchow'sche Trias 40
Viskositätserhöhung 13

W
Wachstumsfaktoren 49

Z
Zentralvenöse Katheter 12, 17

Klinische Lehrbuchreihe

...Kompetenz und Didaktik!

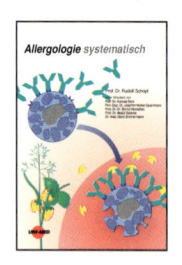

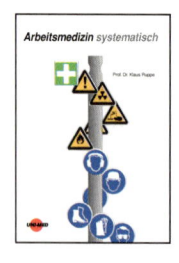

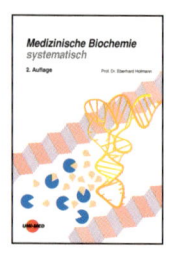

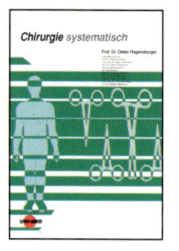

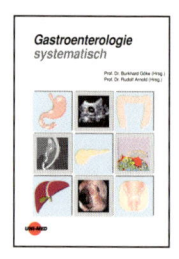

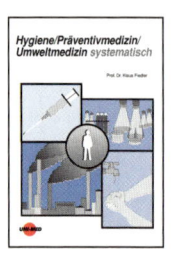

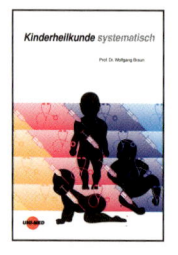

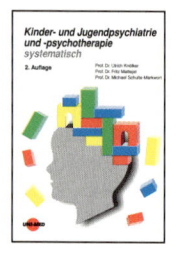

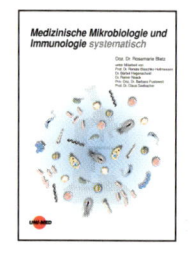

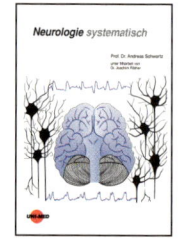

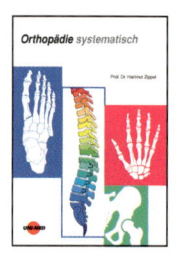

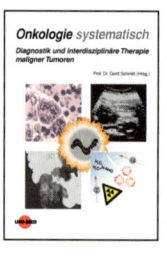

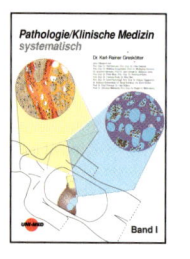

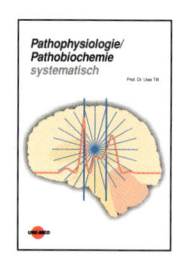

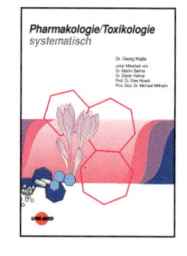

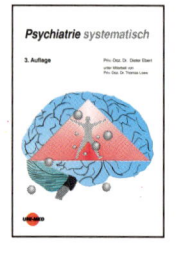

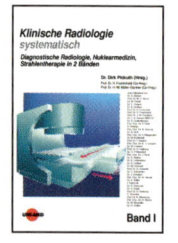

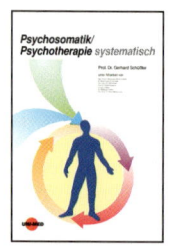

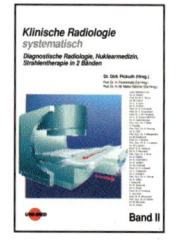

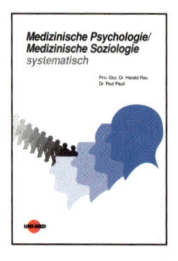

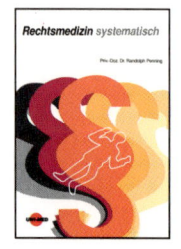

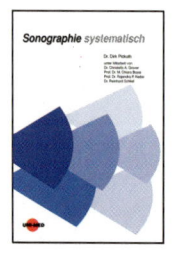

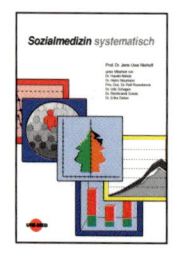

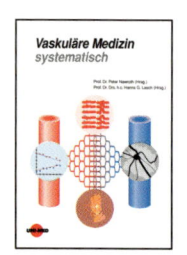

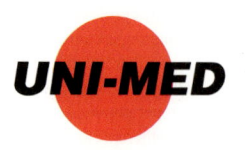

- Allergologie systematisch
- Arbeitsmedizin systematisch
- Medizinische Biochemie systematisch
- Chirurgie systematisch
- Gastroenterologie systematisch
- Hygiene/Präventivmedizin/Umweltmedizin systematisch
- Kinderheilkunde systematisch
- Kinder- und Jugendpsychiatrie und -psychotherapie systematisch
- Medizinische Mikrobiologie und Immunologie systematisch
- Neurologie systematisch
- Orthopädie systematisch
- Onkologie systematisch
- Pathologie/Klinische Medizin systematisch
- Pathophysiologie/Pathobiochemie systematisch
- Pharmakologie/Toxikologie systematisch
- Psychiatrie systematisch
- Medizinische Psychologie/Medizinische Soziologie systematisch
- Psychosomatik/Psychotherapie systematisch
- Klinische Radiologie systematisch – Band I
- Klinische Radiologie systematisch – Band II
- Rechtsmedizin systematisch
- Sonographie systematisch
- Sozialmedizin systematisch
- Vaskuläre Medizin systematisch

UNI-MED

Die Wissenschaftsreihe bei UNI-MED

Diagnostik • Therapie • Forschung

...und ständig aktuelle Neuerscheinungen!

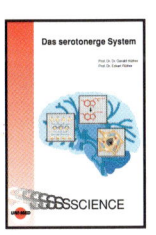

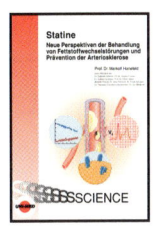

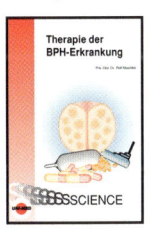

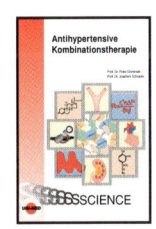

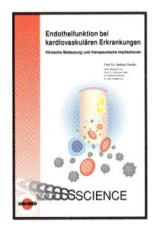

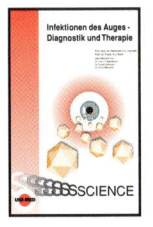

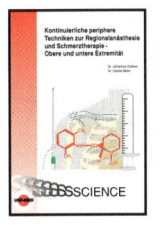

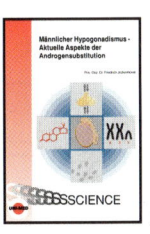

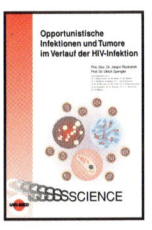

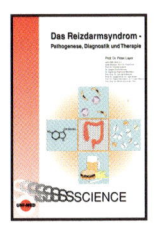

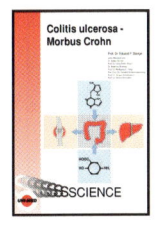

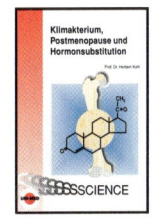

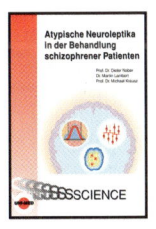

- Das serotonerge System
- Therapie der BPH-Erkrankung
- Statine - Neue Perspektiven der Behandlung von Fettstoffwechselstörungen und Prävention der Arteriosklerose
- Antihypertensive Kombinationstherapie
- Männlicher Hypogonadismus - Aktuelle Aspekte der Androgensubstitution
- Infektionen des Auges - Diagnostik und Therapie
- Kontinuierliche periphere Techniken zur Regionalanästhesie und Schmerztherapie - Obere und untere Extremität
- Endothelfunktion bei kardiovaskulären Erkrankungen - Klinische Bedeutung und therapeutische Implikationen
- Opportunistische Infektionen und Tumore im Verlauf der HIV-Infektion
- Das Reizdarmsyndrom - Pathogenese, Diagnostik und Therapie
- Colitis ulcerosa - Morbus Crohn
- Klimakterium, Postmenopause und Hormonsubstitution
- Atypische Neuroleptika in der Behandlung schizophrener Patienten
- Supportivtherapie in der Hämatologie/Onkologie
- Das HWS-Schleudertrauma - moderne medizinische Erkenntnisse
- Praxisratgeber Alkoholabhängigkeit

SSSSSCIENCE

UNI-MED

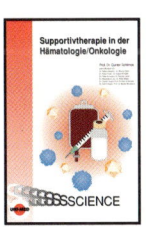

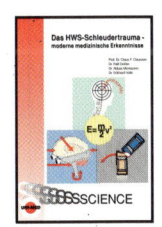

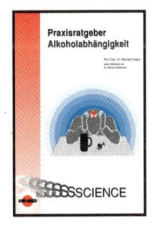

UNI-MED Verlag AG • Kurfürstenallee 130 • D-28211 Bremen
Telefon: 0421/2041-300 • Telefax: 0421/2041-444
email: buch@uni-med.de • Internet: http://www.uni-med.de

Fachliteratur über Onkologie und Hämostaseologie von UNI-MED...

UNI-MED *SCIENCE* -
Topaktuelle Spezialthemen!

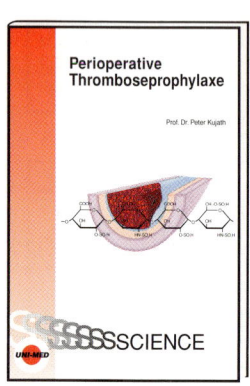

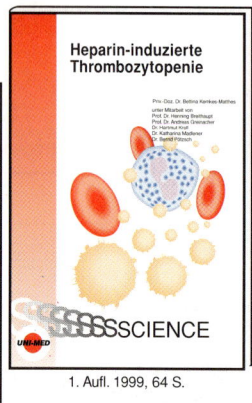

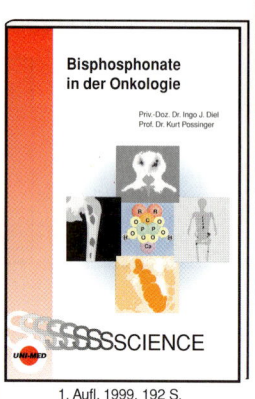

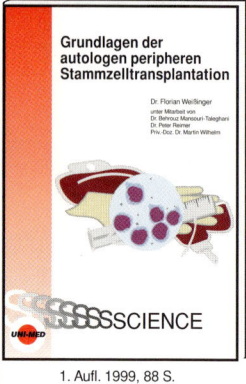

Perioperative Thromboseprophylaxe
Prof. Dr. Peter Kujath
1. Aufl. 1999, 88 S.

Heparin-induzierte Thrombozytopenie
Priv.-Doz. Dr. Bettina Kemkes-Matthes
1. Aufl. 1999, 64 S.

Bisphosphonate in der Onkologie
Priv.-Doz. Dr. Ingo J. Diel
Prof. Dr. Kurt Possinger
1. Aufl. 1999, 192 S.

Grundlagen der autologen peripheren Stammzelltransplantation
Dr. Florian Weißinger
1. Aufl. 1999, 88 S.

Und für den Fall der Fälle -
die Standardwerke!

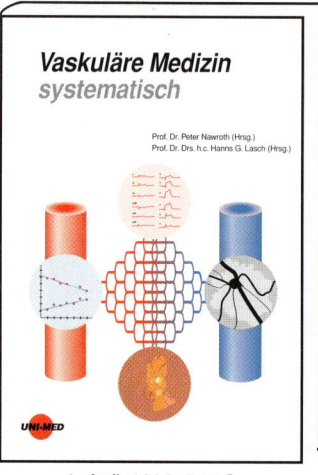

Klinische Lehrbuchreihe
...Kompetenz und Didaktik!

Vaskuläre Medizin systematisch
Prof. Dr. Peter Nawroth (Hrsg.)
Prof. Dr. Drs. h.c. Hanns G. Lasch (Hrsg.)
1. Aufl. 1999, 540 S.

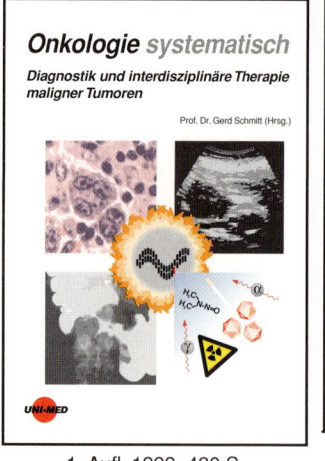

Onkologie systematisch
Diagnostik und interdisziplinäre Therapie maligner Tumoren
Prof. Dr. Gerd Schmitt (Hrsg.)
1. Aufl. 1999, 480 S.

...als Team unschlagbar!

UNI-MED

UNI-MED Verlag AG • Kurfürstenallee 130 • D-28211 Bremen
Telefon: 0421/2041-300 • Telefax: 0421/2041-444
email: buch@uni-med.de • Internet: http://www.uni-med.de